实用小儿脑瘫

现代康复

霍秀芝 编著

中国协和医科大学出版社

图书在版编目（CIP）数据

实用小儿脑瘫现代康复／霍秀芝编著. —北京：中国协和医科大学出版社，2014.9

ISBN 978-7-5679-0097-4

Ⅰ．①实… Ⅱ．①霍… Ⅲ．①小儿疾病－脑病－偏瘫－康复 Ⅳ．①R748.09

中国版本图书馆 CIP 数据核字（2014）第 105059 号

实用小儿脑瘫现代康复

编　　著：霍秀芝

绘　　图：聂春芳

责任编辑：韩　鹏

出版发行：中国协和医科大学出版社
　　　　　（北京东单三条九号　邮编 100730　电话 65260378）

网　　址：www.pumcp.com

经　　销：新华书店总店北京发行所

印　　刷：北京佳艺恒彩印刷有限公司

开　　本：710×1000　1/16 开

印　　张：13

插　　页：1

字　　数：170 千字

版　　次：2014 年 9 月第 1 版　　2016 年 10 月第 2 次印刷

定　　价：32.00 元

ISBN 978-7-5679-0097-4

前　　言

随着社会进步、经济发展和人们生活水平的提高，人的寿命延长了，人类的疾病谱也发生了变化。心脑血管病、肿瘤、外伤已成为人类死亡的三大主要疾病。医疗技术的进步、抢救成功率和存活率提高，同时也增加了脑瘫、偏瘫、截瘫的发病率。脑瘫已成为继小儿麻痹控制后，儿童肢体致残的主要疾病。这决定了现代康复医学发展的必然性。医学已从单纯的疾病治疗，转变为预防、保健、治疗和康复四位一体的新模式。

现代康复医学于20世纪40年代在欧美发达国家兴起，60年代引进日本，80年代引进我国。我国脑瘫现代康复创始人李树春老师远见卓识，1980年就开始了脑瘫的康复研究，1983年从日本引进了脑瘫的现代康复技术。在李树春老师的指导下，脑瘫课题组的同道们日以继夜、废寝忘食地工作，查资料、搞调查，共同克服了重重困难，取得了多项科研成果。尤其在脑瘫的早期诊断和早期治疗方面，目前在国内仍处于领先地位。经过30年的开拓，一代又一代人的努力，我国脑瘫康复事业得到了空前的重视和发展，各地脑瘫康复机构也如雨后春笋般纷纷建立。但遗憾的是，脑瘫的早期诊断技术仍未得到理想的推广。退休后我有机会到全国各地巡诊和指导，诊视近万名脑瘫患儿，发现大都错过了早期最佳的康复时机。而近年来，医生过度的诊断又给患儿家长造成了不必要的精神压力和经济负担。还有康复手法的不正规也使患儿得不到理想的康复治疗。作为国内最早从事脑瘫早期诊断、早期治疗的医生，深感责任重大。尽管到各地短期讲学和指导，但因脑瘫康复是一门系统的康复理论和技术，既要了解小儿正常的神经发育标准，又要了解脑瘫不同年龄、不同类型的异常表现，病情十分复杂，治疗手法千变万化，靠短期的讲学和指导，是不能有效解决问题的。为了将脑瘫早期诊疗技术这一成果更好的普及和推广，在学生和患儿家长们的鼓励和要求下，我也觉得应该把自己从事脑瘫治疗临床工作 30 年掌握的理论和实践总结一下，供从事脑瘫康复的同道参考和研究。也为患儿家长提供一本简单实用的指导教材。

　　本书力求简单、实用，以诊断和治疗手法为重点，辅以必要的相关理论，图文并茂。旨在让家长和治疗师对脑瘫有一个全面的认识，并强调了康复中心和家庭共同参与患儿康复的重要性。限于作者的水平，不足之处在所难免，望同道不吝赐教。

　　该书的出版得到了安徽省合肥金谷康复医院（集团）吴鹏程院长的大力支持，在此深表感谢。

霍秀芝

2014 年 7 月

目　　录

第一篇　诊　　断

第三篇 运动疗法实践

第四篇 家庭疗育

诊 断 第一篇

第一章 脑瘫概述

第一节 脑瘫的定义及患病率

一、脑瘫的定义

（一）定义

脑瘫（cerebral palsy，CP）全称脑性瘫痪。是由于脑在发育过程中（受孕到生后 1 个月）受到损伤而造成的，以脑的非进行性病变为基础，以永存的、但可以变化的运动异常和姿势异常为主要临床表现的一组综合征。常合并智力低下、语言障碍、癫痫、行为异常及视、听觉障碍等。其症状在 2 岁前出现，所以又称小儿脑瘫。

1. 未熟性 受孕到生后 1 个月是小儿脑发育的关键时期，即未成熟脑。胎儿期脑神经元及突触的数目比成熟脑多出 1~2 倍；新生儿期脑内皮质与白质之间仍存在有胎儿期神经元及未成熟突触，直至满月后才逐渐消失。所以此时脑受到损伤，会影响脑细胞的分化和神经通路的形成。加之其末端神经介质及受体结构的特殊性，都造成了对各种损伤的易感性及临床症状的特征性。临床观察发现，新生儿期以后脑损伤造成的肢体运动障碍及姿势异常，无脑瘫典型体征，只表现出与损伤部位相关的功能障碍，症状相对也较轻，因此应称为该疾病后遗症为妥，也可称为广义脑瘫。

2. 非进行性　脑瘫儿由于脑损伤是非进行性的，所以症状也应该是非进行性的。但由于小儿正处于一个不断生长发育的时期，随着体格、运动功能的进一步发育，临床症状肯定要有变化。所谓非进行性是指脑的病理损害而言。而一些代谢病（脂类代谢异常）或变性疾病（脑白质营养不良），虽然病在脑部，也表现为中枢性运动障碍，但因疾病在发展，所以导致临床症状会逐渐加重。

3. 永久性　小儿脑瘫不是一过性疾病，如不及时治疗可造成永久性的运动障碍。而脑炎、急性小儿偏瘫等也可出现一过性肢体运动障碍，但随着病情好转，症状可以消失或痊愈。当然，脑瘫如能早期及时治疗，也可使病情轻症化、正常化，这也就是可变化的含义。

（二）脑损伤儿的概念

脑损伤儿是指小儿出生前后及婴儿早期，由于脑损伤而造成的一组综合征。包括脑瘫（CP）、智力低下（MR）、癫痫（Epi）、行为异常（BD）。有两种以上障碍者称为复合脑损伤；三种以上损伤者称为重症身心障碍。所以实际上也可以说脑瘫是以运动障碍为主要临床表现的脑损伤或脑损伤综合征（图 1-1）。

二、患病率

据世界卫生组织统计资料，全球脑瘫发病率为 1‰～5‰。美国报道脑瘫患病率为 1.5‰～4.0‰，平均为 2‰。美国 1985 年有脑瘫患者 75 万，2001 年报道为 76.4 万。瑞典、澳大利亚、英国、北爱尔兰等国家平均患病率在 1.5‰～2.5‰。韩国报道为 2.7‰，但高危新生儿中，脑瘫发生率高达 47.1‰。发展中国家尚无确切报道。国内 1997～1999 年最新资料，0～6 岁脑瘫患病率为男 1.95‰，女 1.22‰，推测我国现有脑瘫患儿为260 万～300 万，每年新增患儿 6 万～7 万。

1986 年笔者亲自调查的黑龙江省佳木斯市郊区及桦南县两地 0～14 岁儿童共计 89991 人，统计结果中，佳木斯市郊区脑瘫患病率为 2.06‰，桦南县为 2.74‰，男女比例为 2∶1。推测我国脑瘫患病率与国外相近。近年来，由于围生医学、产科技术及新生儿医学的发展，使早产儿和低体重儿存活率大大提高，加之高龄初产妇的增多及环境和心理等因素，使脑瘫发病率有增加的趋势。

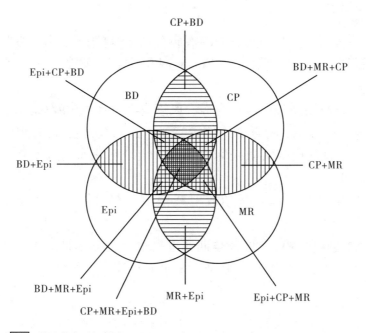

单纯损害（CP、Epi、MR、BD）
二重损害（CP+MR、BD+Epi、CP+BD、MR+Epi）
三重损害（CP+MR+Epi、CP+MR+BD、CP+BD+Epi、BD+MR+Epi）
四重损害（CP+BD+MR+Epi）

图 1-1 脑损伤综合征

CP＝脑瘫（cerebral palsy） MR＝智力低下（mental retardation）
Epi＝癫痫（epilepsy） BD＝行为异常（behavior disorder）

第二节 脑瘫的发病原因

　　总的来说，凡是能引起胎儿及新生儿脑组织缺血、缺氧、中毒、发育异常等原因，均可造成脑损伤而导致脑瘫，而直接原因则为脑损伤和脑发育缺陷。临床有很多容易造成脑损伤的危险因素，称为高危因素。

一、出生前

1. **遗传因素** 与脑瘫有关的疾病有痉挛-舞蹈病、家族性痉挛性截瘫、脱髓鞘病、弗里德赖希（Friedreich）共济失调等，大多为基因突变造成。

2. **妊娠早期感染** 流感病毒、风疹病毒、水痘-带状疱疹病毒、巨细胞病毒、弓形虫、梅毒螺旋体等感染。前六个月会导致脑发育畸形，六个月以后会造成脑实质破坏性病变，出现脑积水、脑室扩大、小头畸形等改变。

3. **理化因素** 母亲孕期放射线照射，有机汞、一氧化碳、铅中毒等。

4. **胎儿缺血缺氧** 母亲孕期重度贫血、营养不良、先兆流产、妊娠中毒症、多胎以及胎盘、脐带、羊水异常等。

二、出生时

产程过长，前置胎盘、胎盘早剥，脐带绕颈、脐带脱垂，臀位、胎头吸引、宫内缺氧等。

三、出生后

低体重未成熟儿（<2500g）或巨大儿（>4000g），早产（26～37周）或过期产（>42周），新生儿窒息、新生儿痉挛、病理性黄疸、新生儿肺炎、发绀、颅内出血、贫血、败血症、低血糖症以及重度营养不良等。

笔者1989年统计了242例脑瘫患儿的高危因素，结果是：新生儿窒息（54.4%）、重症黄疸（16.3%）、早产未成熟儿（20.8%）为三大主要原因。其中产前因素为11.8%、产时因素为59.4%、产后因素为28.8%，可见我国20世纪80年代脑瘫高危因素仍以围生期因素为主。

近年来，国内外对脑瘫的病因学研究认为，胚胎早期的发育异常是导致早产、低出生体重和围生期缺血、缺氧的重要原因。而这种发育异常又与受孕前后母体内外环境、遗传因素及孕期疾病等有关。

1975 年 Haybers 报道，瑞典 1954～1970 年出生的脑瘫病例，出生前原因为46%（包括原因不明的21%在内），围生期原因为48%（分娩前后7天内），出生后的原因为6%。可见临床产科技术的进步及新生儿医疗水平的提高，必然导致脑瘫出生前高危因素比例的增加。

第三节　脑瘫的病理改变

一、脑瘫的基本病理改变

1. 组织学　可见到大脑皮层细胞变性、坏死，神经元数目减少，胶质细胞增生及白质发育不良或脱髓鞘等改变。

2. 解剖学　可见到大脑皮层萎缩、脑回变窄、脑沟变宽、脑室扩大及多囊脑、脑畸形等改变。与头部 CT、磁共振检查一致。

二、脑瘫病因与病理改变

1. 孕早期感染　如风疹病毒、巨细胞病毒、弓状虫等感染，可造成神经元增殖和移行异常及神经管形成障碍，而导致脑的发育异常。临床可见到无前脑或全前脑症，脑室周围囊泡形成、脑穿通畸形以及胼胝体、透明隔发育不良等。

2. 母孕期患病　如贫血、低氧血症、重症孕期高血压、一氧化碳中毒、感染、外伤等，均可造成胎儿低氧血症性缺血性脑损害。胚胎早期可引起脑发育畸形，如小头畸形、巨脑畸形、脑裂畸形、无脑回、多脑回及局部脑发育不良等。后期可导致脑结构缺损，如空脑症、脑软化症、局灶性脑梗死、脑室旁白质软化、脑白质营养不良、钙化及脑萎缩等改变。损伤部位不同，临床表现不同。

3. 新生儿缺血缺氧　可导致皮层下及脑室周围白质软化、基底神经核坏死等改变。典型病例两侧纹状体及基底节可见到大理石样变性，是由于神经细胞脱失、胶质细胞增生及髓鞘过形成，与正常脑组织交织形成斑纹状而得名，临床表现为手足徐动型。

4. 胆红素脑病（核黄疸）　可致基底核、海马、视丘下核、齿状核等黄染。可出现神经元和小胶质细胞变性，神经元数目减少，神经胶质细胞增生等改变。临床多表现为手足徐动型脑瘫。

5. 颅内出血　重度脑室出血是导致脑积水的主要原因，而脑室周围白质出血可造成脑梗死及继发血栓形成，是导致偏瘫的重要原因。

第四节　脑瘫的临床分型

脑瘫由于病因多种，脑损伤的部位、轻重度不同，所以其临床症状也各不相同。加之小儿随着年龄的增长，生理功能又在不断地变化，所以使临床症状也更加复杂，给分型带来困难。目前国际尚无统一的分型标准。各国学者只是从不同角度提出各自的分型标准。

一、我国第一届小儿脑瘫座谈会（1986）标准

（一）按临床症状分类

1. 痉挛型

2. 手足徐动型

3. 强直型

4. 共济失调型

5. 震颤型

6. 混合型

7. 无法分类型

（二）按瘫痪部位分型（图 1-2）

1. 单瘫　一个肢体瘫痪。

2. 截瘫　两侧下肢瘫痪。

3. 偏瘫　一侧上、下肢瘫痪。

4. 双瘫　双下肢重于双上肢的四肢瘫。日本称其为两麻痹，美国脑瘫协会称其为双侧瘫，多见于痉挛型脑瘫。

5. 三瘫　三个肢体的瘫痪。

6. 四肢瘫　四肢均等瘫痪。

7. 重复偏瘫　一侧上、下肢重于另一侧上、下肢的四肢瘫。

8. 双重瘫　双上肢重于双下肢的四肢瘫。日本称其为两侧双瘫，美国脑瘫协会称其为重复偏瘫，多见于手足徐动型脑瘫。

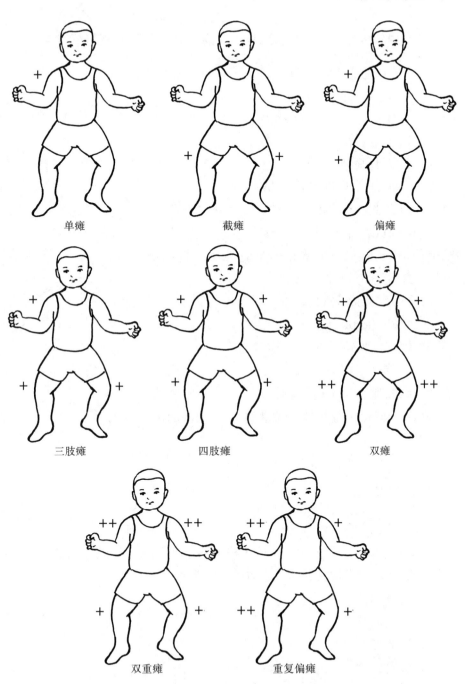

图 1-2 按瘫痪部位分型

二、中华康复医学会儿科康复专业委员会（2006）修订标准

（一）按临床症状分型

1. 痉挛型（spastic）

2. 不随意运动型（dyskinetic）

3. 强直型（rigid）

4. 共济失调型（ataxia）

5. 肌张力低下型（hypotonic）

6. 混合型（mixed types）

此次修订将手足徐动型改为不随意运动型，其中包括手足徐动、舞蹈样动作、肌张力失调和震颤型。取消了无法分类型。

（二）按瘫痪部位分型

1. 单瘫（monoplegia）

2. 双瘫（diplegia）

3. 偏瘫（hemiplegia）

4. 三肢瘫（triplegia）

5. 四肢瘫（quadriplegia）

此次分型将重复偏瘫和双重瘫归类到四肢瘫，取消了截瘫。

第五节 脑瘫的诊断与鉴别诊断

一、脑瘫的诊断

脑瘫的诊断主要依据病史及体格检查。典型 CP 诊断不难，重要的是早期发现。一般均具备以下几项。

1. 高危因素

2. 早期症状

3. 姿势异常

4. 反射异常

5. 肌张力异常

6. 运动发育明显落后

后 4 项为神经学检查，只有此异常也可诊断为脑瘫。但大多均有前两项。

二、脑瘫的鉴别诊断

首先应除外一过性运动障碍以及将来可以正常化的疾病或发育迟缓。需鉴别的疾病如下。

1. 智能发育迟滞　可有运动发育落后、肌张力低下等表现，但神经学检查无明显异常姿势，腱反射不亢进，而是以智能障碍为主。

2. 先天性脑畸形　如小头畸形、先天性脑积水、脑穿通畸形、透明隔囊肿、全前脑畸形、小脑发育不全等。大多合并运动发育迟缓、癫痫及智力低下，但无明显姿势异常及反射异常。通过 CT 及 MRI 检查可明确诊断。但临床表现有明显姿势异常、肌张力及反射异常者，也应定为脑瘫。

3. 良性先天性肌张力低下　患儿出生时即有肌张力低下，随着年龄的增长，肌张力逐渐改善，无异常姿势，反射正常。肌电图、肌活检正常。发育逐渐正常，多在 2 岁以后会走。

4. 脊髓性进行性肌萎缩　为常染色体隐性遗传疾病。表现为对称性、进行性、四肢以近端为主的肌肉萎缩和无力。腱反射减弱或消失，多伴有手指震颤。智力正常，通过肌活检即可确诊。

5. 先天性代谢性疾病　常引起严重的神经系统损伤及运动功能障碍。但多无明显高危因素，智能障碍明显。结合家族史调查及复杂的实验室检查即可确诊。尽早治疗可减轻症状。

6. 异染性脑白质营养不良　为常染色体隐性遗传疾病。出生时肌张力低下，逐渐出现痉挛、智力减退、吞咽困难，呈进行性加重。确诊需测定半乳糖苷脂酶活性，芳香硫脂酶 A 活性明显降低。

7. 臂丛神经损伤　多为分娩损伤所致，常为一侧。为下运动神经元损伤，肌张力低，腱反射减弱或消失，而脑瘫肌张力多随年龄增长逐渐增高。

8. 先天性韧带松弛症　表现为大运动发育落后，走路不稳易跌倒。查体关节活动范围明显增大。肌力正常，反射正常，无病理反射。智能正常，有家族史。随年龄增大，病情渐好转。

9. 小头畸形　多有家族史。运动、智力发育均落后，但反射正常，肌张力正常，无明显姿势异常和运动异常，而是以智能障碍为主。脑瘫也可合并小头畸形，是由脑萎缩所致。

第六节　脑瘫的辅助检查

脑瘫的诊断主要依靠病史、临床症状及神经学检查，CT、磁共振、脑电图及诱发电位等辅助检查只是进一步了解脑损伤的原因、部位、程度以及是否合并癫痫及听觉障碍等问题。常做的检查有如下几种。

一、头部影像学检查

（一）意义

1. 头部 CT 检查　可明确脑损伤的部位、性质、程度和范围，对脑萎缩、脑积水、硬膜下血肿、脑软化及各种脑畸形等改变都可做出确切诊断。

2. 头部磁共振检查　可进一步了解髓鞘发育情况以及灰质异位、多小脑回、导水管狭窄、小脑和脑干软化灶等。

（二）脑损伤儿的 CT 改变（图 1-3）

1. 痉挛型四肢瘫　多表现为额、顶叶低密度及皮质萎缩、侧脑室扩大、前角周围白质低密度。痉挛型偏瘫则多为对侧半球萎缩、脑室周围白质软化、脑室扩大等。痉挛性双瘫多为轻度的皮层萎缩和轻度脑室扩大。

2. 手足徐动型脑瘫　CT 改变不明显。

3. 张力低下型脑瘫　可见侧脑室扩大，脑积水及胼胝体发育不良等。

4. 共济失调型脑瘫　可见第四脑室扩大及小脑低密度改变或萎缩。

5. 混合型脑瘫　可见第三脑室扩大。

6. 智力低下型脑瘫　多见有弥漫性脑萎缩。合并点头癫痫的患儿可见重度脑萎缩。

7. 局灶癫痫　多并发于偏瘫，可见对侧半球萎缩，空洞或海绵状变化等。

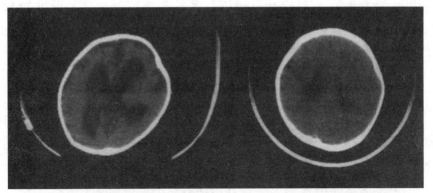

a 痉挛型四肢瘫　　　　　　　　　　　b 痉挛型偏瘫

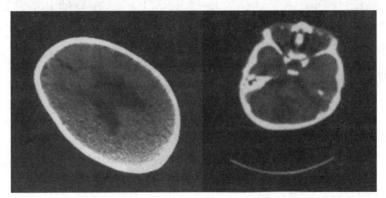

c 痉挛型双瘫　　　　　　d 共济失调型脑瘫

图 1-3　脑瘫患儿的头部 CT

　　a 为痉挛型四肢瘫，可见侧脑室扩大、广泛的皮层萎缩；b 为痉挛型偏瘫，可见右侧
皮质萎缩、低密度及右侧脑室扩大；c 为痉挛型双瘫，可见皮质轻度萎缩、脑室轻度扩
大；d 为共济失调型脑瘫，可见小脑蚓部低密度改变及第四脑室扩大。

二、脑电图

　　1. 脑瘫癫痫发生率　　脑瘫患儿脑电无特异性改变，脑电异常者居
多，但临床不一定发作。Kulak 报道（2003），在其 1994~2001 年收治
的 198 例脑瘫儿中，合并癫痫者占 41.4%，其中痉挛型四肢瘫最高，
为 65.1%。

2. 各型脑瘫的脑电异常 慢性节律异常与生后窒息有关，多见于痉挛型。左右差对推测病灶有价值，多见于痉挛型偏瘫。低波幅与核黄疸、早产有关，代表皮层下损害。异常快波是手足徐动型的表现。发作波在窒息所致的痉挛型多见。

三、诱发电位

1. 皮肌反射（CMR） 是了解运动发育迟滞、脊髓皮质通路损伤的有效手段。痉挛型脑瘫 I 波、E 波、CCT 波延长。手足徐动型脑瘫各波幅均增高。而肌张力低下型各波均消失。可见 CMR 检查有分型意义，也可作为脑瘫治疗前后的疗效对比。

2. 短潜伏期躯体感觉诱发电位（SSEP） 在婴幼儿脑瘫改变明显，可作为临床近期疗效判定的指标。

3. 脑干听觉诱发电位（BAEP） 是当前诊断脑瘫患儿听觉障碍的敏感指标，可早期发现脑瘫患儿听路的损伤。

第七节 脑瘫的现代康复

一旦确诊为脑瘫，应立即采取以训练为主的综合手段，将残疾降低到最低程度，将潜能发挥到最高程度。康复的目标是，最低要争取将来能达到生活自理，而正常化和回归社会是最理想的。目前国际公认治疗脑瘫的方法是神经生理学疗法，简称理学疗法，国内称为现代康复。

一、神经生理学疗法（PT）

（一）Rood 法

又称为多种感觉刺激技术。是 20 世纪 50 年代由美国康复治疗师 Margared Rood 提出的。基本观点认为运动模式是从出生时就已存在的反射模式中发展起来的，这些模式不断地被利用和通过感觉刺激不断地被修正，直到在大脑皮质意识水平上达到最高的控制为止，并且可以通过重复而达到正确的运动模式。具体方法如下。

1. 应用皮肤、本体等刺激促进和抑制肌肉收缩。

（1）促进的方法：适用于弛缓性瘫痪、收缩力弱的肌肉。

①触觉刺激：快的刷抚、轻敲皮肤。

②温度觉刺激：冰刺激和冷的刺激。

③本体感刺激：快而轻地牵张肌肉，在肌肤或肌腱上推摩、加压或轻叩，在骨尖上加压及用力压缩关节等。

（2）抑制的方法：适用于痉挛型脑瘫和其他肌张力高的肌肉。

①触觉刺激：推摩脊柱两侧皮肤。

②温度觉刺激：中温局部热敷或热浴。

③本体感刺激：轻轻压缩关节和肌腱附着点；持续的牵张肌肉和缓慢地将患者从平卧位翻到侧卧位以及远端固定，近端运动等。如四点支撑后，前后左右及对角线活动躯干，适用于手足徐动型。

2. 负重　在关节两端向关节施压，沿肢体长轴给关节深的压迫感觉，以促进深部的姿势肌肉和抑制痉挛肌肉收缩。负重结束后可做简单的运动，如手的作业训练等。

3. 按运动发育顺序进行运动控制训练：

（1）整体应按运动发育的规律进行，即仰卧位四肢屈曲、伸展，俯卧位肘支撑抬头，四爬位四点支撑，以及立位和行走训练等。

（2）局部应采取先屈后伸，先内收后外展，先尺侧后桡侧；最后旋转等训练。肢体应按先近端固定、远端活动，然后远端固定、近端活动，再近端固定、远端游离的顺序，最后学习技巧性活动。

Rood 认为皮肤感受器与 γ 神经相互关联，合适的感觉刺激可使运动和肌张力正常。但运动要有目的性，要从现在的发育水平开始，遵照运动发育的顺序进行，而且要重复进行。通过对皮肤外感受器及肌肉、肌腱、关节等固有感受器的刺激，达到促进或抑制神经、肌肉活动的目的。

实践中体会 Rood 技术对小儿脑瘫手功能和站立时足背屈的恢复、俯卧位肘支撑对肩胛带的稳定以及对呼吸、吸吮、吞咽、发音、咀嚼等是有帮助的。临床多用于迟缓型脑瘫、痉挛肌的拮抗以及言语训练等，可诱发肌活动。

（二）Bobath 法

又称神经发育治疗法，是英国学者 Bobath 夫妇 20 世纪 50 年代确立的治疗脑性运动障碍的有效方法。Bobath 认为运动功能的整合中枢有脊髓、脑干、中脑及皮层四个水平，下位中枢受上位中枢的控制。脑损伤引起的症状除运动发育迟缓外，均为上位中枢控制解除的释放症状，即原始反射亢进导致的姿势异常和运动异常。尤其是中脑和皮层损伤引起的立直反射和平衡反射障碍，在脑瘫发病过程中起重要作用。因此必须抑制原始反射支配的异常姿势，促进立直反射、平衡反射支配的正常姿势和运动的出现。基本手技有：抑制性手技、促通性手技、关键点及叩击等（详见第七章）。

（三）Vojta 法

又称诱导疗法，是联邦德国学者 Vojta 博士 20 世纪 60 年代，在总结前人经验的基础上发展起来的。具体方法是通过对身体一定部位的压迫刺激，诱导产生全身性的反射性运动。基本原理是利用诱发带的压迫刺激，诱导产生反射性移动运动，通过这种移动运动反复、规则地出现，来促通正常反射通路和运动，抑制异常反射通路和运动，达到治疗目的（详见第八章）。

（四）Peto 法

又称引导式教育疗法。是匈牙利学者 Peto 教授 20 世纪 50 年代创建的，主要针对运动功能障碍。具体方法是按障碍的程度分班，每班 10~20 人，3~5 名引导者，将日间所有的活动编排成课程表，包括起床、穿衣、移动、进餐及洗浴等，引导者通过语言引导教育的方式，使功能障碍者异常的功能得以改善，并逐渐使其主动完成动作，最终达到独立完成的目的。每日从早到晚进行一连串的日常生活课题。从易到难、循序渐进，根据完成情况再设计下一步课题。在集体治疗中，患儿可互相学习、互相鼓励、互相竞争，充分调动主观能动性，达到共同提高的目的。适合 3 岁以上听理解正常的患儿，也就是要具有一定的智力水平。训练时间 3~6 个月为宜。

（五）上田法

上田法是日本上田正博士于 1988 年创立的用于脑瘫康复治疗的新方法。其原理是根据 Myklebus 的相反神经抑制网络理论，认为正常的反射和运动是在大脑皮层和小脑的调控下，依赖于脊髓正常完整的相反神经支配，即当神经兴奋主动肌收缩的同时，会向拮抗肌传入抑制的冲动，出现相应的弛缓，从而保证了运动的完成。当中枢神经受到损伤，失去了对下位中枢的调控，就会出现相反神经网络的功能异常。表现为四肢和躯干的过紧张，而导致姿势异常。上田法认为去除末梢的过紧张，异常姿势就会自然消失。所以设计了一套抑制异常相反神经兴奋，活化相反神经抑制网络的手法，旨在调动脊髓的潜在功能，以达到降低肌张力、缓解痉挛的目的。临床主要用于痉挛性瘫痪（详见第九章）。

二、作业疗法（OT）

作业疗法是根据患儿功能障碍的具体情况，设计某种课题，训练并指导患儿完成。在这个过程中让患儿发挥出最大的潜能，逐渐获得正常的生活能力。具体作业包括：功能性作业、心理性作业、日常生活作业及职业前作业等（详见第十章）。

三、语言疗法（ST）

脑瘫患儿中有 70%~75% 合并语言障碍，严重影响患儿的交流及心理。常见的类型有小儿语言发育迟缓和构音障碍。多见于手足徐动型、失调型及混合型。和运动疗法一样，早期进行前语言训练是行之有效的方法（详见第十一章）。

四、手术疗法

手术疗法是脑瘫综合康复的一部分，对那些经过训练无法纠正且影响生活自理的畸形，可考虑手术治疗，但必须严格掌握手术适应证，充分估计预后。常做的手术有：矫形术、选择性脊神经后根部分切断术（SPR）、选择性周围神经部分切断术（SPN）、骨科手术等。手术是最后的选择，多在 5 岁后进行。手术前后均应充分进行功能训练。

五、支具及辅助器械

为防止变形及挛缩，抑制不正确的姿势和运动，更好地配合训练，可根据患儿情况，制定相应的支具，如手夹板、矫正鞋、足支具、短下肢支具等，对肢体变形的矫正和预防、不随意运动的控制和支持以及活动功能的改善是有一定帮助的（详见第十五章）。

六、中医传统康复方法

1. 根据中医经络学说、辨证论治等理论，采用的按摩、针灸、中药等。

2. 根据中医理论研制的物理疗法　经络导平仪、痉挛治疗机以及中频治疗仪等，配合康复训练可收到一定疗效。

目前，小儿脑瘫的康复治疗，国外仍采取以现代理学疗法（PT、OT、ST）为主，辅以支具、矫形手术、心理、文体活动、音乐、教育、职业以及社会工作等综合手段，全方面为患儿服务。而我国目前各地的康复中心多采取以现代康复理学疗法为主的中西结合的方法，包括按摩、针灸、理疗、药物及手术等综合治疗手段，均收到一定疗效。

第八节　脑瘫的药物治疗

脑瘫患儿的药物治疗主要针对两方面，一是脑损伤急性期的对症治疗。二是脑损伤后遗症，包括运动障碍和合并症的对症治疗。

一、促进脑细胞代谢的药物

1. 神经节苷脂（GM-1）　又称单唾液酸己糖神经节苷脂。对受损的脑细胞有保护作用。可减轻脑细胞水肿，促进轴突生长及突触的生成。

用法：20mg/d，肌内注射。或 40mg 加生理盐水 100ml 静脉滴注。10~15 天为一疗程。

2. 神经生长因子（NGF）　NGF 是神经系统的生物活性分子，可促进神经细胞的分化和成熟，是维持神经细胞生存及功能必需的营养因子，对神经退行性病变、损伤及发育不良有治疗作用。

用法：2000Au 注射剂加注射用水稀释后肌内注射，每日或隔日一次。20 天为一疗程。

3. 脑活素　又称脑组织蛋白水解物注射液。是一种生物制剂，具有营养作用。可减低缺血缺氧和毒性物质对脑细胞的损害，促进脑细胞的存活、分化和轴突的再生。

用法：5ml 加 100ml 生理盐水静脉注射，每日一次，10～15 天为一疗程。

二、改善运动障碍的药物

1. 巴氯芬　又称氯苯丁氨酸、力奥来素。为一作用于脊髓骨骼肌的松弛剂，是 γ 氨基丁酸的衍生物，通过对 GABAβ 受体的作用，使兴奋性氨基酸受到抑制，而起到解痉作用。

用法：

（1）口服：1～2mg/kg，从小剂量开始，每次 2.5mg，4 次/日，每 3 日渐增，直至达到最合适的量。既减轻肌痉挛的状态，又可维持一定的肌张力，能参加康复训练及日常生活活动。

（2）鞘内注射：可将巴氯芬注入泵埋在皮下，通过导管定期、定量地向脊髓腔内注入药物。因可直接作用于脊髓的 GABA 受体，所以药量小、效果明显。但因价格昂贵，且易感染等缺点，临床尚难推广。

2. 苯二氮䓬类（地西泮和氯硝西泮）　是作用于 GABAα 的神经抑制递质，可增加突触前的抑制，对降低肌张力有效，可用于肌阵挛及不随意运动型的舞蹈病及手足徐动。

用法：一般用量为 0.25～0.5 毫克/次。副作用：因嗜睡和肌无力的不良反应会影响小儿的训练治疗，所以应以最小量开始，根据疗效调整剂量。

3. 硝苯呋海因钠（丹曲林）　为一肌肉松弛剂，是通过抑制钙离子的释放来减少肌肉的收缩，从而使肌张力降低。用法：每日 0.5～2.5mg/kg。不良反应：嗜睡和无力。用药期间需定期检查肝功能。

4. 盐酸苯海索　为抗胆碱药，可选择性阻断纹状体的胆碱能神经通路，恢复脑内多巴胺和乙酰胆碱的平衡。对脑瘫的不随意运动有效。用法：每次 1～5mg，2 次/日。

5. 吡拉西坦（脑复康）　为 γ 氨基丁酸的衍生物，具有激活、保护和修复神经细胞的作用，可改善大脑功能。对痉挛和手足徐动都有改善的报道。用法：每次 0.1～0.5mg，3 次/日。4～8 周一疗程。

副作用：消化道不适和中枢兴奋作用，易激惹。锥体外系疾病的舞蹈症患者禁用。

三、抗惊厥药及其他用药

1. 脑瘫合并癫痫的患儿，一定要服用抗癫痫药，控制发作。常用的药物有苯巴比妥和复合维生素或丙戊酸钠、拉莫三嗪及托吡酯（妥泰）等。要由专业医生诊断和指导，根据发作类型选择用药。

2. 其他用药：如哌甲酯、右旋苯丙胺、匹莫林等药，对注意力缺陷的患儿，可使其安静、减少过度活动，增加注意力。氯丙嗪、氟哌啶醇等对抑郁和狂躁等行为异常有效。

四、肉毒杆菌毒素 A

肉毒杆菌毒素是一种急性剧毒性生物嗜神经毒素，注射在肌肉、神经接头的突触部位，抑制乙酰胆碱的释放，使肌张力降低，为康复训练创造条件。

用法：首先确定靶肌肉的运动点，根据靶肌肉的大小决定药物用量。一般以 2~6U/kg，<50U/每部位为宜。必要时 3 个月以后可重复注射一次。

五、关于预防注射

临床一般的预防注射，大都将脑瘫患儿排斥在外。但笔者认为，脑瘫是脑损伤的后遗症，完全可以正常生存，以至回归社会。所以脑瘫儿应当享有和正常儿童同样的生存权利。只要没有预防注射的禁忌证，都是可以接受正常的免疫注射的。但应注意以下几点：①非常虚弱和有急性重症合并症的孩子应暂缓；②有癫痫病还在服药和伴有高热惊厥可能的孩子，应适当地增加抗癫痫药的剂量；③脑电有异常但尚未用药和有高热惊厥史的孩子，可以在接种疫苗后 2 周内，适当给予苯巴比妥制剂。

六、脑瘫儿药物治疗注意事项

1. 药物治疗前一定要明确诊断，了解患儿的全面情况。如诊断类型、严重程度、合并症以及肝肾功能等。

2. 脑瘫儿身高、体重多较正常儿要小。所以用药剂量应按体重计算或从小剂量开始，不要按年龄给药。

3. 用药剂型除年长儿和轻症外，应给予散剂或液体剂型口服。

4. 除重症患儿必须注射外，尽量避免静脉滴注，因为会给患儿增加紧张和不安。

5. 脑瘫儿只要有痉挛发作，就应诊断为癫痫。并主张在抗癫痫药物的控制下，要积极进行康复训练，这样可以阻止癫痫发作引起的继发性脑损伤。

6. 药物治疗只是脑瘫儿康复的一种辅助手段，任何药物不能代替康复训练。

脑瘫的治疗特别提倡早期，甚至在新生儿期就应采取积极措施，目的是将脑瘫消灭在萌芽之中。脑损伤儿早期治疗主要是改善脑供血、供氧，保护脑细胞及临床对症治疗。在临床症状稳定的情况下，注意观察患儿各方面的发育，对异常的加以抑制，对落后的加以促通。对高危婴儿的跟踪意义重大，时间应为 1 年，最短也不应少于 6 个月。一旦发现异常，就应立即进行康复训练指导，直到患儿正常化。

第九节　脑瘫的三级预防

一、一级预防

一级预防是防止脑瘫的发生。

1. 出生前　积极开展优生优育，避免孕早期感染（风疹病毒巨细胞病毒、弓形虫等），避免接触有害物质，如 X 线、农药、重金属等。保持良好情绪及精神状态。

2. 出生时　预防早产、难产，及时采取有效的应急措施，避免缺血、缺氧脑病的发生。

3. 出生后　积极治疗黄疸、中枢性感染、新生儿肺炎、新生儿痉挛等。

二、二级预防

二级预防是早期发现、早期治疗。

1. 对有高危因素的新生儿要密切跟踪随访 已造成脑损伤的患儿除积极控制病因，保护脑细胞的临床治疗外，还要定期随访直到正常为止。

2. 一旦发现异常，要立即进行干预 早期康复训练，可有效地抑制异常姿势的出现，使运动功能达到正常化，甚至可以治愈。

三、三级预防

三级预防是对中、重度脑瘫儿，采取一切可能措施，保存现有功能，预防残障的发生。除了坚持正确的康复训练外，还要利用矫形器具、假肢、轮椅等，预防关节挛缩、畸形以及严重肢体障碍带来的精神心理障碍。

第 二 章 小儿神经系统的正常发育

大脑是调节人体所有运动、感觉、认知以及思维等高级神经活动的中枢。脑的正常发育决定了神经系统结构和功能的正常。而脑发育的关键时期又是在胚胎早期（1~3 个月）。受孕 1 个月胎儿大脑开始形成，2~5 个月是神经细胞增殖的关键时期，出生时数目已近成人（约 140 亿）。大脑皮层分化从胚胎 5 个月开始，3 岁已基本完成。4 岁髓鞘化结束，6 岁时大脑结构和功能与成人基本相同。出生时大脑皮层下中枢如丘脑、苍白球系统发育已较成熟，但大脑皮质及新纹状体发育尚未成熟，故新生儿的活动主要由皮层下系统调解。以后随着脑实质的增长、成熟，运动功能转为由大脑皮质中枢调节，并对皮层下中枢的抑制作用也趋明显。小儿正处于一个不断生长发育的时期，随着神经系统的逐渐成熟，神经系统的体征与功能也在不断变化。所以要想判断是否异常，必须首先了解什么是正常。只有了解了小儿神经系统的正常发育，才能做到早期发现异常。

小儿神经系统发育包括形态与功能的发育。形态可通过头部 CT、MRI 等检查了解其改变，而功能发育则是通过小儿神经功能活动表现出来。神经系统功能活动包括智能、姿势、反射、肌张力及手的功能五个方面。婴幼儿神经系统功能的发育，一般用达到正常发育目标的月份来表示。

第一节 小儿智能发育

一、智能的定义

智能是指一个人对客观事物的理解、记忆、判断以及适应环境、学习知识、解决问题的综合能力，包括观察力、记忆力、想象力、思维力、创造力等，其中思维能力是智力的核心。

智力与遗传有关，也与环境及教育有关。婴幼儿脑损伤可造成智能发育迟滞。

二、小儿智能发育

小儿智能发育有其一定的时间和规律（表2-1）。可总结为一哭二笑三认母，大声笑叫认生人，爸妈哒哒咿呀语，再见学话会逗人。

表 2-1 小儿智能发育时间表

检查项目	时 间	反 应
听觉发育	2~10 天	听觉颜面反射（FAR）：听到声音表现为眨眼、动作减少、停止或惊吓状
	3 个月~终生	头转向声源
	6 个月	可区别父母声音，唤名有应答反应
	8 个月	可理解简单语言
	10 个月	两眼迅速看向声源
	1 岁	听懂自己的名字
视觉发育	新生儿	视觉颜面反射（FOR）：可凝视或追视距眼睛15~20厘米的光亮或玩具，表现为自发运动减少或哺乳停止。以手掌向颜面接近时引起瞬目或寻找反应
	2 个月	追视90°（15~20厘米），初步有头眼协调
	3 个月	追视180°（20~30厘米），头眼协调较好
	4 个月	追视360°（50厘米），可看自己手
	5 个月	出现眼手协调动作，认识母亲、奶瓶，喜欢红色
条件反射	9~14 天	抱起时可见到小儿张口动作
	3 个月	认识母亲

检查项目	时　间	反　　应
应人能	新生儿	觉醒时间短，对周围环境反应少
	2 个月	可注视母亲，逗引会微笑
	4 个月	叫名有反应
	6 个月	认生人
	7~8 个月	见母亲最亲
	9~10 个月	会再见，对他人表情有反应
	11~12 个月	会做故事逗人
应物能	0~4 个月	只能凝视物品，不能伸手抓，把东西放手中，只能握住片刻
	4 个月以后	可伸手抓物，并看手中玩具，不松开
	8~9 个月	手指捏取玩具，可换手玩，并可分辨玩具
	10~11 个月	可打开瓶盖，自己用杯喝水
	12 个月	可搭积木，用笔在纸上乱画
表情	新生儿	无表情，多以哭或全身运动表示不快
	2 个月	自然微笑
	3 个月	表情灵敏
	4 个月	一逗即大声笑
	5 个月	见人即笑
	6 个月	照镜子笑
	6 个月以后	认生人，表情丰富
言语	新生儿	哭声
	2~3 个月	自然发声
	4 个月	笑声
	5 个月	大声喊
	7~8 个月	可发爸妈、哒哒等声音
	9 个月	咿呀学语、懂再见
	11 个月	可学话，指出爸、妈、灯、奶等

续 表

检查项目	时 间	反 应
蒙脸试验	0~5个月	多以头、身体活动表示不快
	5~6个月	可用两手慢慢抓下
	6个月以后	可单手抓
	8个月以后	可立即抓下

第二节　小儿姿势发育

一、姿势的定义

姿势是机体在静止状态下克服地心引力的自然位置，骨骼、肌肉以及神经系统支配下形成的一种状态。有正常的姿势才有正常的运动。姿势的变化为运动，而运动的一点为姿势。机体保持一定姿势是产生自发运动和随意运动的基础。

二、小儿姿势发育

1. 小儿姿势发育时间表　小儿姿势随月龄及神经系统发育而逐渐发育，不同月龄有不同的姿势（表2-2）。

表2-2　小儿姿势发育时间表

时 间	仰卧位	俯卧位	坐 位	立 位	手
新生儿	头偏向一侧，四肢屈曲，下肢稍外旋	头偏向一侧，臀比头高，可瞬间抬头，四肢对称屈曲	全前倾	阳性支持反应、自动步行（+）	手握拳，伸指有抵抗
2个月	头正中，ATNR姿势，下肢可交替伸展	头正中位，臀头同高，可抬头45°，下肢稍伸展	头稍稳定，半前倾	头稍稳定，不能支持，自动步行（-）	手握拳，紧张度下降，有时半张开

时间	仰卧位	俯卧位	坐 位	立 位	手
3个月	头正中,四肢屈曲,ATNR(-)	抬头45°~90°,肘可支撑,屈曲姿势减轻,腰与床平行	半前倾,下肢屈曲,头稳定	暂短支持	手指张开,可胸前玩弄自己双手
4个月	四肢屈曲,ATNR(-),可翻身到侧位	抬头45°~90°,胸离床,下肢伸展	可扶腰坐,稍前倾	足尖着床,下肢交替屈伸	可伸手抓物,两手在眼前玩耍
5个月	四肢随意运动,手、口、眼协调	抬头90°,可双手支撑、身体回旋	扶腰坐	扶站,出现跳跃	尺侧握抓物
6个月	四肢自由屈曲、伸展	两手或单手支撑,支点向骨盆移动	拱背坐,前方平衡(±)	扶站跳跃	全手握抓物
7个月	四肢自由屈曲、伸展,可翻身	单手支撑坐起,可四爬位	可独坐,前方平衡(+)	可扶物站起	桡侧握抓物,两手可交换玩具
8个月	常翻身坐起	腹爬,四点支撑,可转为坐位	自由坐,侧方平衡(+)	可扶物蹲下,扶走	可捏,用拇指指腹
9个月	四肢自由伸展	四爬(两手、两膝交换),可转为跪位	扭身坐	扶站,可重心移动,单脚提起	可打开瓶盖,用指腹捏
10个月	四肢外展、伸展	高爬(两手、两足为支点),四爬自由	伸腿坐,后方平衡(+)	独站,牵单手走,扶家具走	手指灵活,可拍手
11个月	自由玩	高爬、稳定	自由玩(可坐、爬、跪位转换)	独站,牵单手走,前方平衡(±)	潦草地画,可翻书
12个月	自由玩	高爬、稳定	自由玩	独走	潦草地写

2. 小儿姿势发育规律

（1）仰卧位由屈曲到伸展，手、口、眼协调，从自发运动向随意运动（翻身）发展（图2-1）。

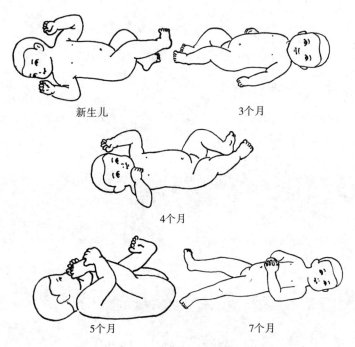

新生儿　　　　　　　　　3个月

4个月

5个月　　　　　　　　　7个月

图2-1　仰卧位姿势发育

（2）俯卧位从全身屈曲到伸展，支点由前向后移动，运动由自发运动向随意运动（爬）发展（图2-2）。

（3）坐位由拱背坐到直腰坐，逐渐发展到自由坐（图2-3）。

（4）立位由阳性支持（原始反射）→不能支持→暂短支持→尖足支持→立位跳→扶站→独站→牵手走→独走（图2-4）。

（5）手的姿势发育规律是手紧握—手指张开—全手支持。手把握功能由尺侧握—全手握—桡侧握，逐渐发展到拇、示指捏。

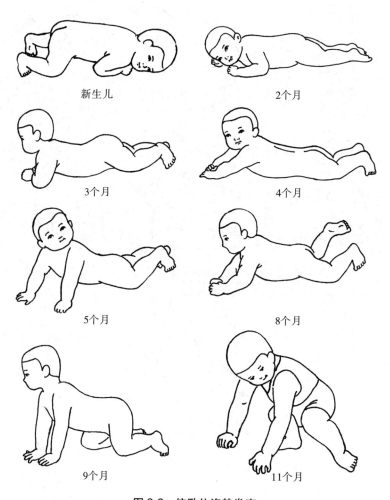

新生儿

2个月

3个月

4个月

5个月

8个月

9个月

11个月

图2-2 俯卧位姿势发育

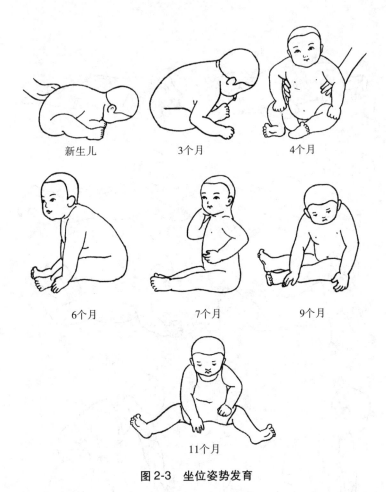

新生儿　　　　3个月　　　　4个月

6个月　　　　7个月　　　　9个月

11个月

图 2-3　坐位姿势发育

第三节　小儿神经反射发育

一、神经反射的定义

反射是机体对各种刺激的不随意反应，是一切神经活动的基础。无论神经系统的功能多么复杂，包括思维活动在内，基本方式都是反

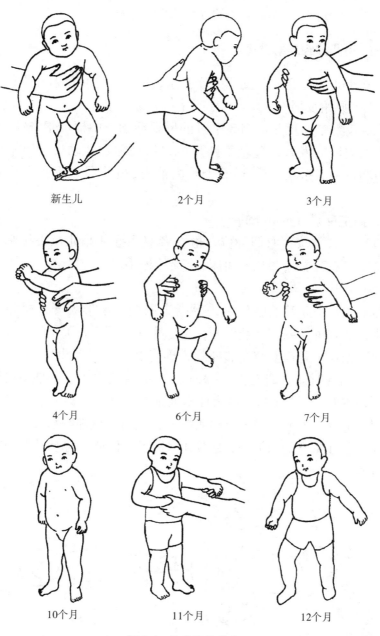

新生儿	2个月	3个月
4个月	6个月	7个月
10个月	11个月	12个月

图 2-4 立位姿势发育

射。每一种反射都依赖于完整的反射弧，都有一定的节段中枢。根据反射检查可以判断出神经系统的损害部位。

二、小儿神经反射发育

正常小儿的神经反射发育可分为原始反射、立直反射和平衡反射。

（一）原始反射

原始反射是新生儿最初 3 个月的反射活动。中枢位于脊髓和脑桥。随着大脑皮层的发育，髓鞘不断形成，出现随意运动后，原始反射逐渐被控制。一般多在生后 3~6 个月内消失，6 个月以上仍残留者则为异常。

1. 拥抱反射（moro reflex）

（1）检查方法：取仰卧位，检查者双手握住小儿双手拉起。使其双肩离床，头背屈（头顶不离床），突然松手。

（2）反应

拥抱相：小儿双上肢外展，手指半屈曲、扇形展开，肩和上肢内收屈曲，下肢也伸展、足趾展开，呈惊吓状（图 2-5a）。

伸展相：小儿双上肢突然外展，迅速落下（图 2-5b）。

（3）出现时间：拥抱相 0~3 个月（0~4.7 个月），伸展相 3~6 个月（4.7~6.0 个月）（括号内为佳木斯地区标准）。

（4）意义：3 个月以内减弱或缺如，说明中枢神经系统功能低下或抑制（产伤或窒息导致）。两侧不对称提示有偏瘫、臂丛神经或肌肉损伤等可能。

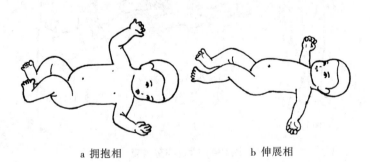

a 拥抱相　　　　　　　b 伸展相

图 2-5　拥抱反射

2. 吸吮反射（sucking reflex）

（1）检查方法：将乳头或手指放入小儿口内。

（2）反应：小儿像得到食物一样闭咀，出现有节律的吸吮、咽下动作（图2-6）。

（3）出现时间：0~5个月（0~6个月）。

（4）意义：该反射缺如，提示脑干功能障碍或神经肌肉疾病存在。但婴儿饱食后不易引出。6~8个月仍存在提示有脑脂质功能缺陷病或有锥体束损伤。

3. 觅食反射（rooting reflex）

（1）检查方法：触碰婴儿口周或上下唇。

（2）反应：出现张口似寻找乳头的动作（图2-7）。

（3）出现时间：0~5个月（0~6个月）。

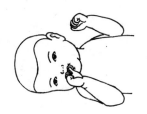

图2-6 吸吮反射

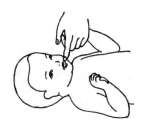

图2-7 觅食反射

（4）意义：同吸吮反射。

4. 手把握反射（palmar grasp reflex）

（1）检查方法：检查者将拇指从尺侧放入婴儿手中（不要碰手背）。

（2）反应：出现手紧握现象（图2-8）。

（3）出现时间：0~5个月（0~6个月）。

（4）意义：5个月之内减弱或消失见于重度脑损伤或脊髓上段损伤。两侧不对称见于偏瘫、臂丛神经损伤。6个月以后仍存在，提示

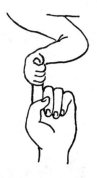

图2-8 手把握反射

有锥体系损伤及皮层功能障碍。

5. 紧张性颈反射（tonik neck reflex，TNR）

（1）非对称性紧张性颈反射（ATNR）

1）检查方法：取仰卧位，检查者一手固定胸部，一手使小儿头向一侧回旋。

2）反应：出现颜面侧上、下肢伸展，后头侧上、下肢屈曲的动作（图 2-9a）。

（2）对称性紧张性颈反射（STNR）

1）检查方法：俯卧位分别使小儿头前屈和头背屈。

2）反应：头前屈出现上肢屈曲、双下肢伸展；头背屈则出现双上肢伸展，双下肢屈曲（图 2-9b）。

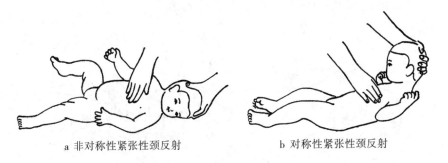

a 非对称性紧张性颈反射　　　　b 对称性紧张性颈反射

图 2-9　紧张性颈反射

（3）出现时间：0~4 个月。

（4）意义：去大脑强直及锥体外系损伤时明显存在。锥体系损伤时约 25% 阳性。6 个月以后的婴儿 ATNR 阳性是重症脑瘫的表现。

6. 紧张性迷路反射（前庭脊髓反射）（tonic labyrinthine reflex，TLR）

（1）俯卧位紧张性迷路反射

1）检查方法：小儿俯卧位，使头稍前屈。

2）反应：出现四肢屈曲，双下肢屈于腹下，保持臀高头低位姿势（图 2-10a）。

（2）仰卧位紧张性迷路反射

1）检查方法：小儿取仰卧位，使头背屈。

2）反应：出现四肢伸展（图 2-10b）。

（3）出现时间及意义同紧张性颈反射。

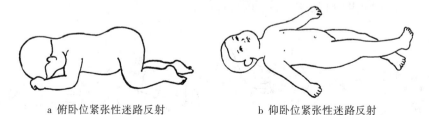

a 俯卧位紧张性迷路反射 　　　　　b 仰卧位紧张性迷路反射

图 2-10　紧张性迷路反射

7. 磁石反射（magnet reflex）

（1）检查方法：取仰卧位，使小儿一侧下肢屈曲，用手掌触碰趾尖。

（2）反应：出现下肢持续伸展动作（图 2-11）。

（3）出现时间：0~6 周（0~2 个月）。

（4）意义：减弱或消失提示有脊髓及末梢神经损伤，延迟存在提示有脑损伤。

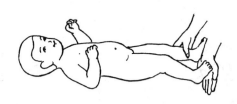

图 2-11　磁石反射

8. 交叉伸展反射（crossed extension reflex）

（1）检查方法：取仰卧位，使小儿一侧下肢伸直并刺激其足底，或将一侧下肢屈曲、内旋并向下腹部按压。

（2）反应：出现对侧下肢先屈曲后紧张性伸展动作（图 2-12）。

（3）出现时间及意义：同磁石反射。

9. 耻骨上伸展反射（suprapubic reflex）

（1）检查方法：取仰卧位，检查者用手指压迫小儿耻骨联合部位。

（2）反应：出现双下肢紧张性伸展运动（图 2-13）。

（3）出现时间及意义：同磁石反射。

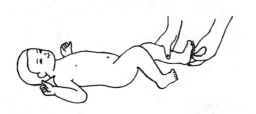

图 2-12　交叉伸展反射

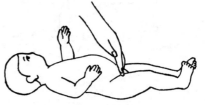

图 2-13　耻骨上伸展反射

10. 自动步行反射（walking reflex）

（1）检查方法：扶住小儿腋下提起，使足底着床并向前倾斜。

（2）反应：出现小儿自动迈步动作（图 2-14）。

（3）出现时间：0~6 周（0~2 个月）。

（4）意义：减弱或缺如提示有脑和脊髓损伤。

11. 跨步反射（placing reflex）

（1）检查方法：将小儿立位抱起，使一侧下肢足背触碰桌边。

（2）反应：出现该下肢立刻屈曲，自动将足迈向桌面上的动作（图 2-15）。

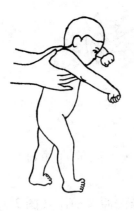

图 2-14　自动步行反射

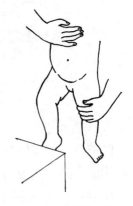

图 2-15　跨步反射

（3）出现时间：0~6周（0~2个月）。

（4）意义：两侧不对称提示有偏瘫的可能。

12. 逃避反射（withdrawal reflex）

（1）检查方法：取仰卧位，令小儿双下肢伸展，以手指轻轻刺激足底。

（2）反应：出现小儿该下肢突然屈曲，似逃避刺激的动作（图2-16）。

（3）出现时间及意义：同自动步行反射。

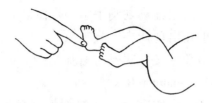

图 2-16　逃避反射

13. 巴宾斯基反射（Babinski reflex）

（1）检查方法：取仰卧位，检查者用钝尖物刺激足底外侧缘，由跟部向前划到小趾根部向内转。

（2）反应：出现足的蹲趾背屈、其余四趾呈扇形展开，或只有蹲趾伸展（图2-17）。

（3）出现时间：0~2岁，1年内多为蹲趾伸展反应。

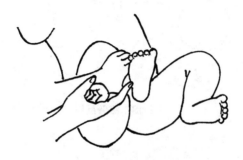

图 2-17　巴宾斯基反射

（4）意义：2岁内不存在提示脊髓及反射弧异常。2岁以后出现提示有锥体系损伤。

14. 手指伸展反射（digital extension reflex）

（1）检查方法：检查者刺激小儿手背或压迫豆状骨。

（2）反应：出现小儿手指按小指、示指、全指依次展开，反射亢进时出现腕背屈。

（3）出现时间：0~3个月。

（4）意义：3个月以后不消失提示有锥体束损伤。

15. 小鱼际皮肤反射（hypothenarskin reflex）

（1）检查方法：用钝物划刺手掌小指侧。

（2）反应：小儿出现拇指内收现象。

（3）出现时间及意义：同巴宾斯基反射。

16. 侧弯反射（galant reflex）

（1）检查方法：取俯卧位，在肩胛骨到腰椎之间刺激脊柱旁2厘米处。

（2）反应：出现小儿躯干向刺激侧弯曲的动作（图2-18）。

（3）出现时间：0~6个月。

（4）意义：一侧减弱或消失提示有偏瘫的存在，亢进往往是手足徐动型脑瘫的表现。

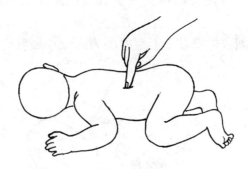

图2-18　侧弯反射

17. 阳性支持反射（positive supporting reflex）

（1）检查方法：检查者两手扶持婴儿腋下，使足底触碰床面。

（2）反应：出现脊柱及双下肢伸展反应（图2-19）。

（3）出现时间：0~6周（0~2个月）。

（4）意义：肌张力低下和分娩休克时不易引出，4个月以后存在有病理意义。

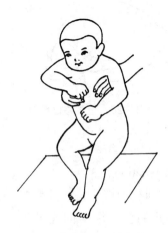

图 2-19 阳性支持反射

18. 伸肌突张反射（extensor thrust reflex）

（1）检查方法：检查者双手扶持婴儿腋下垂直提起。

（2）反应：出现小儿两下肢突然紧张伸展的动作。

（3）出现时间：0~2个月。

（4）意义：2个月以后阳性有病理意义。

19. 联合反射（assoeiated reaction reflex）

（1）检查方法：让小儿一侧出现随意运动手握拳。

（2）反应：观察小儿另一侧手也出现不随意的相同运动。

（3）出现时间：正常儿也可出现。

（4）意义：伴有其他异常反射或明显肌紧张时，提示有脑干损伤。

20. 上肢移位反射（arm passage reflex）

（1）检查方法：令小儿俯卧位，颜面着床双上肢后伸。

（2）反应：可见小儿主动将头转向一侧，并将颜面侧上肢移到嘴边（图2-20）。

（3）出现时间：0~6周（0~6个月）。

（4）意义：该反射缺如提示有脑损伤或臂丛神经损伤。

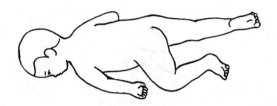

图2-20　上肢移位反射

21．日光反射（sun reaction）

（1）检查方法：在较暗的房间里，将婴儿抱到窗前。

（2）反应：可见婴儿的头慢慢转向亮处。

（3）出现时间：0~10天（0~6个月）。

（4）意义：该反射缺如提示有脑损伤或视觉障碍。

22．足把握反射（plantar grasp reflex）

（1）检查方法：取仰卧位，检查者用拇指触压婴儿足趾球部。

（2）反应：小儿出现足趾屈曲的现象（图2-21）。

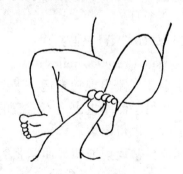

图2-21　足把握反射

（3）出现时间：0~12个月存在，会走之前消失。

（4）意义：12个月之前缺如提示有脑损伤。

23. 跟骨反射（fersen reflex）

（1）检查方法：令小儿仰卧位下肢屈曲，检查者一手固定小腿，一手叩击跟骨。

（2）反应：出现该下肢紧张，突然伸展的动作。

（3）出现时间：0~1.5个月，2个月以后消失。

（4）意义：亢进提示有锥体系损伤。

24. 手根反射

（1）检查方法：令小儿上肢屈曲，一手扶手腕，一手叩击手根部。

（2）反应：出现该上肢紧张性伸展动作。

（3）出现时间及意义：同跟骨反射。

25. 巴布金反射（Babkin reflex）（又称张口反射）

（1）检查方法：检查者用手指触碰或捏小儿手掌。

（2）反应：出现小儿张口动作。

（3）出现时间：0~6周，2个月消失。

（3）意义：2个月以后存在提示有智能障碍。

26. 听觉颜面反射（FAR）

（1）检查方法：在小儿一侧发出声响。

（2）反应：小儿出现瞬目及寻找反应。

（3）出现时间：10天~2周出现瞬目，3个月出现主动寻找声源。

（4）意义：该反射缺如提示听力障碍或智能障碍。

27. 视觉颜面反射（FOR）

（1）检查方法：在小儿面前出示光亮或玩具。

（2）反应：小儿出现瞬目及寻找反应。

（3）出现时间：3~6个月。

（4）意义：该反射缺如提示有视觉障碍或智能障碍。

（二）立直反射（调整反射）

是身体的位置在空间发生变化时，颈部和躯干主动恢复直立状态的反射。其中枢位于中脑和间脑。大部分在原始反射消失后出现。7~12个月最明显。随着大脑皮层的成熟逐渐被统合，部分5岁时消失，大部分终生存在。

1. 颈立直反射（neck righting reflex）

（1）检查方法：仰卧位将婴儿头转向一侧。

（2）反应：可见到肩、躯干、骨盆及四肢一同转向同一侧（图2-22）。

（3）出现时间：0~2个月，6个月以后消失。

（4）意义：6个月以内不出现和6个月以后不消失均有病理意义。

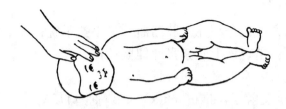

图2-22　颈立直反射

2. 躯干立直反射（body righting reflex）

（1）检查方法：取仰卧位，检查者双手握小儿双下肢，连同骨盆向一侧回旋。

（2）反应：可见小儿主动将头抬起（躯干头位立直反射），翻到侧身位后，身体又主动回到仰卧位（躯干躯干位立直反射）（图2-23）。

（3）出现时间：3个月~5岁。

（4）意义：6个月以后不出现有病理意义。

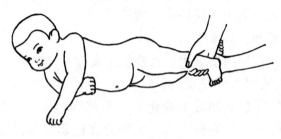

图2-23　躯干立直反射

3. 迷路立直反射（labyrinthine righting reflex）

（1）检查方法：蒙住小儿眼睛，双手握持躯干部，前后、左右倾斜。

（2）反应：可见到婴儿头、颈、躯干主动保持直立位置的反应。

（3）出现时间：俯卧位 2 个月，仰卧位 5 个月，坐位和立位 7 个月，以后被视性立直反射代替，终生存在（图 2-24）。

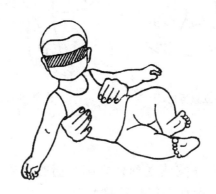

图 2-24　迷路立直反射

（4）意义：出现时间延迟有病理意义。

4. 视性立直反射（optical righting reflex）

（1）检查方法：将小儿抱起前后、左右倾斜。

（2）反应：小儿的头和躯干主动保持直立的状态。

（3）出现时间：4 个月到终生（图 2-25）。

（4）意义：出现时间延迟有病理意义。

5. 降落伞反射（parachute reflex）

（1）检查方法：扶持腋下将小儿提起，使头由高处向床面俯冲。

（2）反应：小儿出现双上肢迅速伸展、支撑床面的反应。

（3）出现时间：6 个月到终生（图 2-26）。

（4）意义：该反射出现说明小儿已能抓站和扶走。10 个月以后不出现有病理意义，两侧不对称提示有偏瘫的可能。

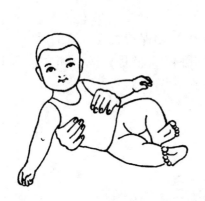

图 2-25　视性立直反射

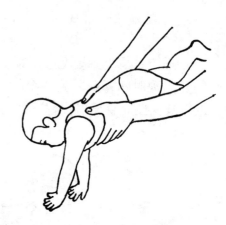

图 2-26　降落伞反射

（三）平衡反射

平衡反射是当人体突然受到外界刺激而改变重心时，四肢、躯干会下意识地出现自发运动，使身体恢复到原来的稳定状态或建立新的平衡。平衡反应是一种自主反应，受大脑皮层支配，属高级水平的发育性反应。在立直反射出现不久出现，终生存在。

1. 倾斜反射（tilting reflex）

（1）检查方法：将小儿仰卧或俯卧于平衡板上，左右倾斜。

（2）反应：可见到头立直，上侧上、下肢屈曲，下侧上、下肢伸展反应。

（3）出现时间：6 个月后（图 2-27）。

（4）意义：6 个月以后阴性有病理意义。

2. 坐位平衡反射（foot reflex）

（1）检查方法：小儿取坐位，检查者向前方、侧方、后方轻推小儿身体。

（2）反应：小儿出现上肢主动向前、向侧方、向后方伸展支撑的动作。

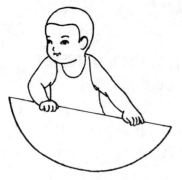

图 2-27　倾斜反射

（3）出现时间：坐位前方 6 个月、侧方 7 个月、后方 10 个月（图 2-28）；四爬位 8 个月、膝立位 15 个月。

（4）意义：出现时间延迟或缺如有病理意义。

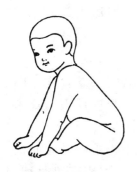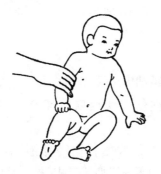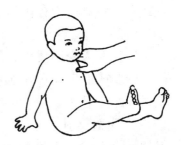

a 坐位前方平衡　　　　　b 坐位侧方平衡　　　　　c 坐位后方平衡

图 2-28　坐位平衡反射

3. 立位平衡反射（happing reflex）

（1）检查方法：小儿立位，检查者双手轻扶小儿腋下站立，令小儿前、后、左、右倾斜。

（2）反应：向前倾斜时，小儿主动向前方迈步；向一侧倾斜时，两足左、右调整位置，保持身体不倒（图 2-29）；向后倾斜时小儿会足尖翘起（背屈反射）或向后退步。

（3）出现时间：前方 12 个月，侧方 18 个月，后方 24 个月。

（4）意义：平衡反射出现提示可抓站和迈步走。出现延迟有病理意义。

4. 特殊的平衡反应

（1）保护性伸展反应：是指当身体突然受到外力作用而偏离原支撑点又不能恢复平衡时，为避免跌倒，身体所发生的一种平衡反应。表现为上肢或下肢的伸展，其作用在于支持身体，防止摔倒。

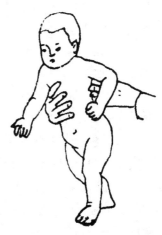

图 2-29　立位平衡反射

（2）跨步及跳跃反应：是当外力使身体偏离支撑点或在意外情况下，为了避免摔倒或受到损伤，身体顺着外力的方向快速跨上一步，以改变支撑点，建立新的平衡，其作用是通过重新获取新的平衡来保护自己避免受到伤害。

原始反射亢进或该消失时不消失，立直、平衡反射该出现时不出现或左右不对称均有病理意义。

（四）浅反射

浅反射为皮层反射，婴幼儿不易引起，随着大脑皮层发育逐渐明确。减弱或消失均提示脑损伤。浅反射临床常用的有腹壁反射、提睾反射和跖反射。

1. 腹壁反射　仰卧位腹壁放松，用钝器沿肋缘下、平脐及腹股沟上的平行方向，由外侧向内侧轻划腹壁皮肤。反应为该侧腹肌收缩，脐孔向刺激部位移动。

2. 提睾反射　用钝器在近腹股沟大腿内侧轻划皮肤，反应为同侧提睾肌收缩，睾丸向上提起。

3. 跖反射　用钝竹签或指尖轻划足底外侧，自足跟部向前方至小趾跟部足掌转向内侧，反应为足趾跖屈。

（五）深反射

深反射又称腱反射，是神经损害定位的重要体征。腱反射可用消失（-）、减弱（±）、正常（+）、增强（++）、阵挛（+++）及持续阵挛（++++）来表示。

1. 肱二头肌反射　令患儿前臂屈曲，检查者以手指置于患儿肘部肱二头肌腱上，叩击该手指，反应为前臂屈曲（屈肘）。

2. 肱三头肌反射　令患儿外展上臂，半屈肘关节，检查者托住其肘关节，叩击鹰嘴上方肱三头肌肌腱，反应为前臂伸展（伸肘）。

3. 桡反射　令患儿前臂半屈半内旋位，检查者以手指置于其桡侧茎突上，叩击手指，反应为屈肘，前臂旋前。

4. 膝反射　仰卧位，检查者以左手托起两侧膝关节使小腿屈曲120°，右手以手指或叩诊锤叩击膝盖下股四头肌肌腱，反应为小腿伸展。

5. 踝反射　仰卧位令下肢小腿屈曲、外旋，检查者以一手推足底向上使足背屈，另手叩击其跟腱，反应为足跖屈。

6. 内收肌反射 仰卧位，以叩诊锤叩击大腿内侧肌群，反应为该侧下肢紧张，内收。

婴儿深反射应稍亢进，但在 1.5 个月内多难引出。2~12 个月深反射不明确及 1 岁后亢进均有病理学意义。

第四节 小儿肌张力发育

一、肌张力的定义

1. 定义 肌张力是指肌肉的紧张度，即肌肉起点至止点之间的张力，是维持身体各种姿势和正常运动的基础。

肌张力是通过牵张反射来实现的。即当一块肌肉被缓慢持续牵拉时（地心引力或外力），肌梭中的本体感觉冲动（核链纤维中的 γ_2 运动神经元放电），通过传入神经（$I\alpha$ 类纤维）进入脊髓前角细胞，再经传出神经（α）传到被牵拉肌肉而引起收缩。因与 α 运动神经元的联系是多突触联系，所以可通过 γ 环路引起肌肉内的慢肌纤维微弱地交替性收缩，能持久维持而不疲劳，这是维持躯体姿势最基本的反射活动，是姿势反射的基础。肌肉就是通过这种反射来保持一定张力的。

2. 表现形式 有静止性肌张力、姿势性肌张力和运动性肌张力三种。

（1）静止性肌张力：是指人在安静平卧休息时肌肉的张力。

（2）姿势性肌张力：是人在保持一定姿势时肌肉的张力。

（3）运动性肌张力：是人在运动过程中肌肉表现的张力。

神经系统对运动进行分级控制。脊髓水平（低级）的牵张反射是随意运动的基础。脊髓上反射和网状结构（中级）的易化和抑制中枢调节脊髓反射。大脑（高级）统辖整个运动系统，通过对较低级中枢的调节，来控制骨骼肌群的收缩，使机体在正常活动中，能保持一定姿势和自主协调的运动。脑损伤后这一协调能力被破坏，导致各种异常姿势出现，影响了正常运动。牵张反射是脑瘫诊断及分型的重要指征。

二、正常小儿肌张力发育

正常小儿肌张力发育有其一定规律。

1. 胎儿期 28 周前肌张力非常低，随着月龄增长，肌张力逐渐增强。

2. 新生儿期 表现为屈肌张力明显增强，呈四肢屈曲姿势（第一屈曲期）。

3. 2~3 个月 屈肌张力逐渐减弱，伸肌张力逐渐增强，出现不对称的伸展姿势，即 ATNR 姿势（第一伸展期）。

4. 4~6 个月 屈肌张力增强，四肢对称屈曲，ATNR 姿势消失（第二屈曲期）。

5. 7 个月以后 随着皮层的进一步发育，屈肌张力逐渐减弱，出现屈、伸肌协调运动，四肢可自由伸展（第二伸展期），逐渐向立位发展。

第五节 手的功能发育

手的功能发育是运动功能的最高阶段，即精细运动的获得，对人的生活、工作和学习都起到非常重要的作用。随着大脑的发育，手把握反射消失后，即出现尺侧握（3 个月末）→手掌握（5 个月末）→桡侧握（6~7 个月）→拇示指握（8 个月）→抓握（10 个月以后），在视知觉、触知觉和空间知觉的统和下，有目的地使用手。

一、手功能的正常发育

1. 新生儿期 手握拳、拇指内收，偶尔自己张开，但由于握持反射（原始反射）的存在，被动使其张开有阻力。

2. 2 个月 手握拳减弱，手指逐渐张开，被动使其张开阻力减小。

3. 3 个月 手指自然张开，两手可在胸前无目的活动，可抓住放到手里的小玩具，并可送到口。

4. 4 个月 经常注视自己的手，手可入口，能把手中的物品送到口中。两手可握在一起玩耍。

5. 5个月　可主动伸手抓物（尺侧握），并送到口中。

6. 6个月　可用全手掌抓物（全手握），并在两手间传递玩耍。

7. 7个月　可用拇、示、中三指抓物。

8. 8个月　可用拇、示指抓起小的物品。

9. 9个月　可用拇、示指捏起极小物品，两手可自由抓握物品。

10. 10个月　两手可自由玩耍，会拍手。

11. 11个月　可用两手指尖捏物，但手不能离开桌面。

12. 12个月　可用两手指尖捏物，并手能离开桌面。

二、握笔功能发育

握笔方式也反映了手的精细功能，并有其一定的规律。

1. 两周岁后渐可用手掌与其他四指握笔，拇指朝上乱画。

2. 三岁时仍用手掌与其他四指握笔，但拇指在下，小指在上。

3. 三岁半可用拇、示、中指拿笔画，但手腕悬空。

4. 五岁半仍可三指拿笔，但能前臂放在桌上随意划。

握笔功能发育既能反应患儿的精细运动发育，也可反应患儿的智能发育。

第 三 章　脑瘫的临床诊断

第一节　脑瘫的早期诊断

一、中枢性协调障碍

1. 定义　中枢性协调障碍（德文：zenetrale koordinationsstorung，ZKS；英文：central coordination disturbance，CCD）是婴儿的姿势反应性障碍。是德国学者 Vojta 博士提出的早期诊断脑瘫的新概念。

2. 理论　Vojta 博士经过 20 年的实践及理论研究，发现新生儿已经具有对姿势变化的反应性，即当婴儿身体在空间位置发生变化时，中枢神经系统会调节骨骼肌的肌紧张或产生相应的运动，以保持或调节身体在空间的姿势，称此为姿势反应性（也称姿势反射）。这种反应性是通过感觉、运动系统的中枢整合及协调作用而实现的。其中枢位于中脑的红核、黑质及其周围的网状结构，也有锥体外系、小脑及大脑皮质运动区参与，起相互制约及协调作用。如果这种协同作用发生障碍（脑损伤），必然会导致姿势反应性异常，而表现为姿势异常和运动异常（脑瘫）。这一理论已得到世界各国学者的认可和应用。所以也可以说 ZKS 患儿是具有姿势反应性异常的脑瘫危险儿或脑损伤儿。

二、Vojta 姿势反射检查法

Vojta 姿势反射是 Vojta 博士提出的婴儿七种姿势反射的总称。通过姿势反射检查可以超早期发现脑瘫危险儿。如能得到早期治疗，除极严重者外，均可正常化甚至治愈。一般认为，脑瘫早期诊断的时间为 0~6 个月，其中 0~3 个月为超早期诊断。

（一）拉起反射（traction reflex）

1. 检查方法　令小儿仰卧位，头正中。检查者将拇指从尺侧伸入婴儿手掌中，其余指随意握住婴儿手腕（不要触碰手背），将小儿从床上慢慢拉起，至躯干与床面成 45° 为止。观察头、躯干及双下肢反应。

2. 反应

（1）正常反应（图 3-1）

Ⅰ项：头后垂，双下肢半屈曲位，稍外展。时间为 0~6 周（0~3.4 个月）（括号内为佳木斯地区标准）。

Ⅱa项：躯干稍屈曲，头颈位于上部躯干的延长线上，双下肢稍向腹部屈曲。时间为 7 周~3 个月（2.1~5.1 个月）。

Ⅱb项：躯干进一步屈曲，头颈前屈，下颌可抵胸；下肢屈曲，大腿可抵腹（第二屈曲期）。时间为 4~6 个月（4.2~6.4 个月）。

Ⅲ项：躯干屈曲消失，上肢用力主动将头抬高；两下肢屈曲消失，呈半伸展位略抬高（第二伸展期）。时间为 7~9 个月（6~10.3 个月）。

Ⅳ项：头、颈在躯干的延长线上，双上肢用力主动拉起；双下肢

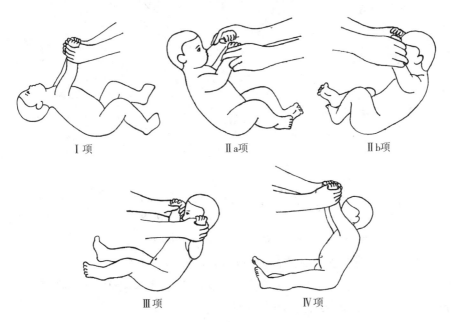

Ⅰ项　　　　　　Ⅱa项　　　　　　Ⅱb项

Ⅲ项　　　　　　Ⅳ项

图 3-1　拉起反射正常反应

外展、伸展，可用足支撑。时间为 9~12 个月（8.4~12 个月）。

（2）异常反应（图 3-2）

①头过度背屈，呈角弓反张样拉起（图 3-2a）。

②双下肢硬直伸展，呈棒状拉起（图 3-2b）。

③双下肢内收、尖足交叉（图 3-2c）。

④头背屈，四肢硬性屈曲（图 3-2d）。

⑤双下肢过度抬高，躯干震颤。

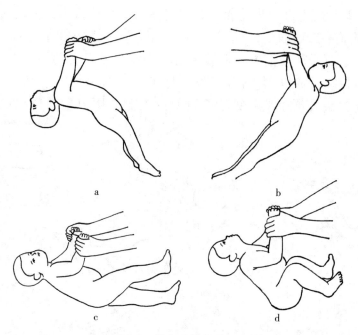

图 3-2　拉起反射异常反应

（二）俯卧位悬垂反射（landau reflex，L）

1. 检查方法　令小儿俯卧位，检查者以手掌托住小儿胸部水平托起，观察脊柱伸展及头、四肢反应。

2. 反应

（1）正常反应（图 3-3）

Ⅰ项：四肢迟缓屈曲，头、足自然下垂。时间为 0~6 周（0~2.5

个月）。

Ⅱ项：颈椎对称伸展，躯干、四肢稍屈曲。时间为 7 周~3 个月（1.8~6.6 个月）。

Ⅲ项：胸、腰椎由上向下依次对称伸展，四肢稍屈曲或伸展（8 个月以后）。时间为 4~6 个月（3.6~12 个月）。

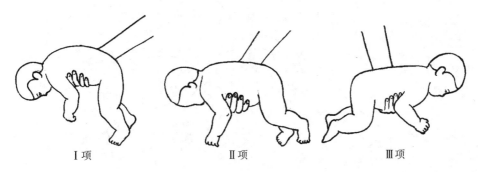

图 3-3 俯卧位悬垂反射正常反应

（2）异常反应

①双上肢固定屈曲或硬性伸展，手握拳。

②身体侧屈，头和躯干不对称。

③双下肢硬直伸展，并角弓反张。

④躯干张力低，头、颈及四肢下垂呈倒 U 字形。

⑤双下肢硬性伸展、内旋、尖足交叉。

（三）立位悬垂反射（axillar-susp，Ax）

1. 检查方法　令小儿立位或俯卧位，检查者用双手轻扶小儿两腋下躯干，将婴儿垂直提起，避免用手指刺激小儿背部，观察双下肢反应。

2. 反应

（1）正常反应（图 3-5）

Ⅰa项：双下肢迟缓屈曲。时间为 0~3 个月（0~3.9 个月）。

Ⅰb项：双下肢主动向腹部屈曲，双足趾相碰。时间为 4~7 个月（3.6~7.6 个月）。

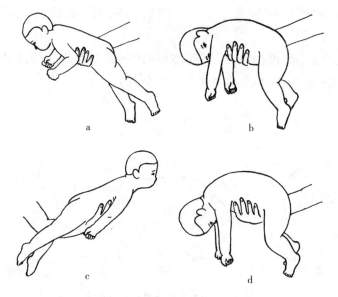

图 3-4 俯卧位悬垂异常反应

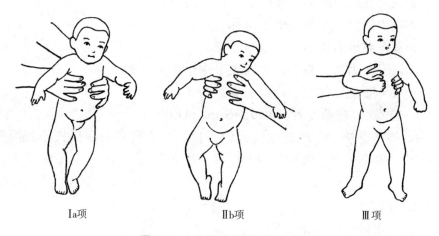

Ia项 　　　　　 IIb项 　　　　　 III项

图 3-5 立位悬垂反射正常反应

Ⅱ项：双下肢自由伸展。时间为 8~12 个月（6.4~12 个月）。

（2）异常反应（图 3-6）

①双下肢硬性伸展、内旋、尖足（图 3-6a）。

②双下肢内收、两小腿交叉（图 3-6b）。

③一侧下肢伸展，另一侧下肢屈曲（图 3-6c）。

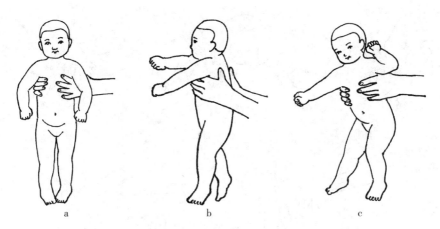

a   b   c

图 3-6　立位悬垂反射异常反应

（四）侧位悬垂反射（Vojta reflex，Vo.）

1. 检查方法　令小儿俯卧位，双足靠近检查者。先使小儿手指张开，然后双手轻握腋下躯干两侧，迅速提起并向侧方倾斜于水平位。同样方法做另一侧。

2. 反应

（1）正常反应（图 3-7）

Ⅰ项：双上肢拥抱反应手指张开，上侧上肢明显。上侧下肢屈曲，足背屈内旋、足趾张开。下侧下肢伸展，足背屈外旋、足趾屈曲。时间为 0~10 周（0~2.7 个月）。

Ⅰu项（过渡项）：双上肢拥抱反应伸展项，双下肢屈曲、外展。时间为 11 周~5 个月（1.9~5.6 个月）。

Ⅱ项：四肢对称屈曲，手指张开或轻握，髋关节外旋，足呈中间位或稍外旋。时间为 4.5~7 个月（4.7~8.1 个月）。

Ⅱu 项（过渡项）：双上肢轻度屈曲、外展。两髋关节屈曲，双下肢迟缓伸展。时间为 7~9 个月（6.9~9.1 个月）。

Ⅲ 项：四肢迟缓伸展，上侧上、下肢完全伸展、外展。时间为 10~12 个月（8.3~12 个月）。

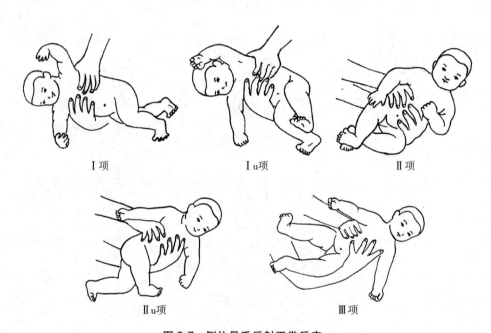

Ⅰ项　　　　　　　Ⅰu项　　　　　　　Ⅱ项

Ⅱu项　　　　　　　Ⅲ项

图 3-7 侧位悬垂反射正常反应

（2）异常反应（图 3-8）：

①上肢紧张性屈曲、手握拳、肩回缩（图 3-8a）。

②两下肢硬直性伸展（图 3-8b）。

③四肢硬直性伸展，一侧手握拳（图 3-8c）。

④四肢及躯干肌张力低下、低紧张状态（图 3-8d）。

⑤双上肢各项反应均屈曲或硬直，手握拳。

⑥双下肢内收、内旋、伸展交叉，手指异常运动，躯干低张力、头下垂（混合型）。

⑦持续拥抱反应，下肢硬直伸展、躯干张力低、头下垂（手足徐动型）。

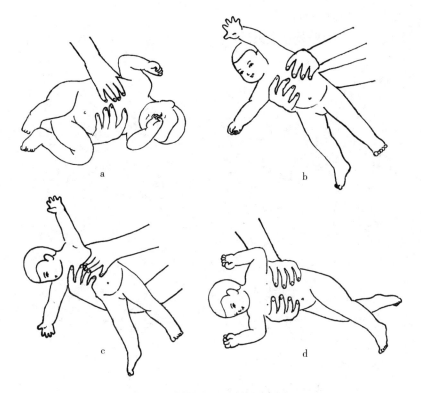

图 3-8　侧位悬垂反射异常反应

（五）Collis 水平反射（Collis-horizontal reflex，Ch）

1. 检查方法　令小儿侧卧位背对检查者，先使小儿手指张开，然后握住上侧上、下肢肘关节及膝关节上方，将小儿从床上水平提起，观察下侧上、下肢反应。

2. 反应

（1）正常反应（图 3-9）

Ⅰa 项：上肢拥抱样反应，下肢稍屈曲。时间为 0~6 周（0~2.2 个月）。

Ⅰb 项：上肢拥抱样伸展项或迟缓屈曲，下肢屈曲可有踢蹬动作。时间为 7 周~3 个月（1.9~5.8 个月）。

Ⅱ项：上肢伸展，手向床面支撑；下肢屈曲，踢蹬消失。时间为4~8个月（4~8.8个月）。

Ⅲ项：上、下肢均支撑床面。时间为8~12个月（6.2~12个月）。

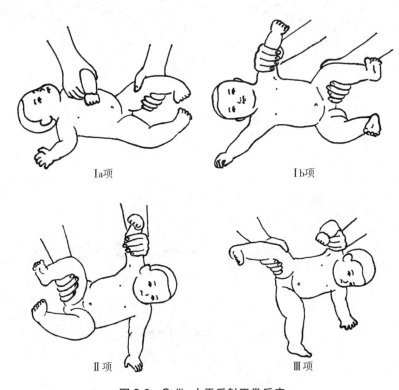

Ia项　　　　　　　　　　　　　Ib项

Ⅱ项　　　　　　　　　　　　　Ⅲ项

图 3-9　Collis 水平反射正常反应

（2）异常反应（图 3-10）

①手握拳，上肢硬直伸展或伴肩回缩（图 3-10a）。

②肩回缩、上肢硬直伸展（图 3-10b）。

③手指、足趾不规则运动或手腕支撑。

④下肢硬直伸展、尖足。

⑤4 个月以上婴儿下肢缓慢伸展及屈曲。

（六）倒位悬垂反射（peiper-isberr reflex，P）

1. 检查方法　3 个月以内小儿取仰卧位，3 个月以上小儿取俯卧

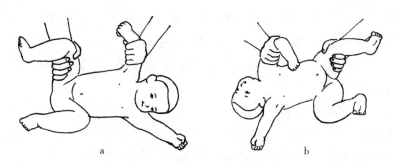

图 3-10 Collis 水平反射异常反应

位。令小儿头靠近检查者，先使小儿手指伸开，然后用两手握住小儿大腿膝关节上方，使其大腿肌肉紧张后，急速倒位提起，观察头、躯干及双上肢反应。

2. 反应

（1）正常反应（图 3-11）

Ⅰa项：双上肢拥抱反应拥抱项，头颈无伸展。时间为 0～6 周（0～2.4 个月）。

Ⅰb项：双个肢拥抱反应伸展项，手指张开。头正中位，颈椎伸展。髋关节稍屈曲。时间为 7 周～3 个月（1.6～4.5 个月）。

Ⅱ项：双上肢与躯干呈 135°向头的方向伸展，颈、胸椎伸展，髋

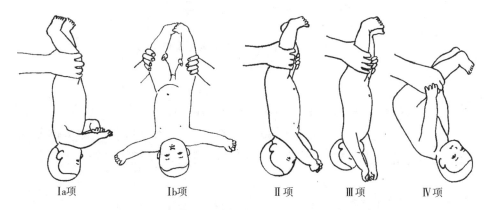

Ⅰa项　　　Ⅰb项　　　Ⅱ项　　　Ⅲ项　　　Ⅳ项

图 3-11 倒位垂直反射正常反应

关节屈曲消失。时间为4~6个月（3.0~7.3个月）。

Ⅲ项：双上肢与躯干呈180°向头的方向伸展，手指张开，腰、骶椎伸展。时间为7~10个月（5.5~10个月）。

Ⅳ项：小儿两手可主动抓住检查者的上衣。时间为9~12个月（7.9~12个月）。

（2）异常反应（图3-12）：

①手握拳，硬直性向前方或上方伸展（图3-12a）。

②一侧或两侧上肢固定屈曲，手握拳（图3-12b）。

③头、颈、躯干无伸展。

④头背屈，角弓反张。

⑤头、颈及躯干的非对称姿势。

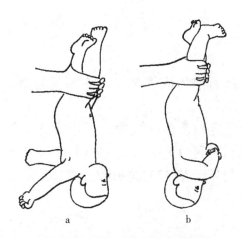

图3-12　倒位垂直反射异常反应

（七）Collis 垂直反射（Collis-vertikal reflex，Cv）

1. 检查方法　令小儿仰卧位，头靠近检查者，握住一侧大腿膝关节上方，引起大腿肌肉紧张后，垂直床面提起，观察其对侧下肢反应。

2. 反应

（1）正常反应（图3-13）

Ⅰ项：下肢各关节均屈曲，稍外展。时间为0~6个月（0~7.6个月)。

 Ⅱ项：膝关节伸展，髋关节屈曲外展。时间为 7~12 个月（5.9~12 个月）。

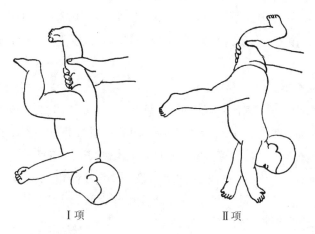

Ⅰ项   Ⅱ项

图 3-13 Collis 垂直反射正常反应

（2）异常反应（图 3-14）：
①下肢硬直伸展，尖足或固定屈曲（图 3-14a）。
②自由侧下肢伸展后，缓慢屈曲（图 3-14b）。

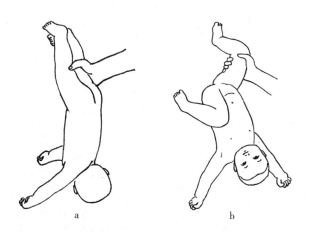

a   b

图 3-14 Collis 垂直反射异常反应

③Ⅰ项屈曲无力或Ⅱ项出现延迟。

Vojta 姿势反射是一种婴儿反射，随月龄的增长有一定的消长规律。出生时即已存在，随着中脑及大脑皮层的发育逐渐完善。0~3 个月受原始反射支配，多以重力下垂及拥抱反射反应为主。4~6 个月由于第二屈曲期的到来，多以屈曲反应为主。7 个月以后第二伸展期到来，则以伸展反应为主。12 个月以后随着大脑皮层的发育，逐渐被随意运动代替。

（八）几点说明

1. 注意地区差　由于小儿神经发育有地区差，所以实际检查时最好用本地区的标准进行判断。佳木斯地区标准是根据 1265 例正常婴儿调查统计的数据，可用于本地区，其他地区也可参考使用。

2. 慎下结论　检查者既要熟知正常儿发育标准，又要了解异常儿发育及反应，而且不能只根据一次检查下结论，尤其 4 个月以内的婴儿，必要时可重复评价 2~3 次。

3. 受检查和检查者的注意事项　检查手法要熟练、准确、轻柔，切忌粗暴。姿势反射反应与孩子的状态、出发姿位有关，应在孩子清醒、状态好的情况下进行。

4. 参考　图 3-15 为正常儿 Vojta 姿势反射原作，图 3-16 为 Vojta 姿势反射临床检查实践操作，供参考。

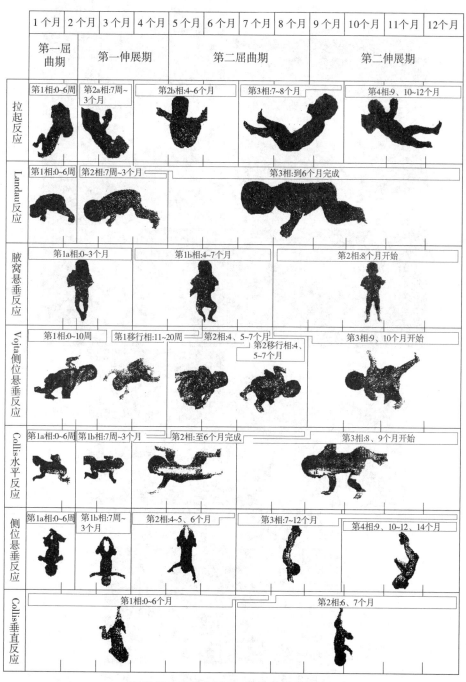

	1个月	2个月	3个月	4个月	5个月	6个月	7个月	8个月	9个月	10个月	11个月	12个月
	第一屈曲期		第一伸展期			第二屈曲期			第二伸展期			

图 3-15　正常儿 Vojta 姿势反射（原作）

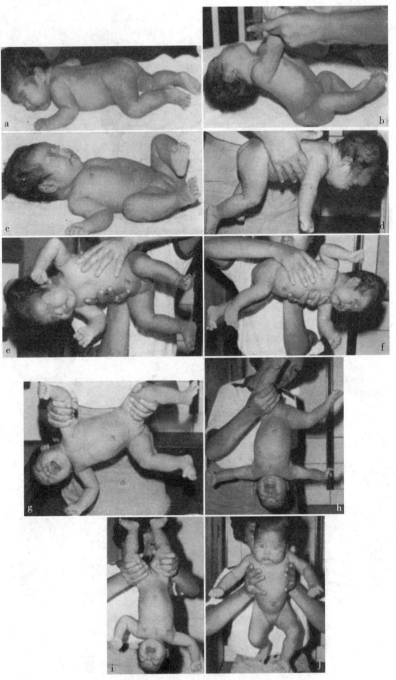

图 3-16　Vojta 姿势反射检查实践

三、中枢性协调障碍诊断及意义

1. 中枢性协调障碍诊断　中枢性协调障碍诊断主要依靠 Vojta 七种姿势反射检查来判断。正常婴儿的姿势反射年龄与生活年龄一致，无明显左右差（图 3-15）。发育良好者可超过生活年龄；发育迟缓者则落后于生活年龄。Vojta 姿势反射出现异常反应或较生活年龄落后 3 个月以上，即可诊断为中枢性协调障碍。按程度可分为以下几种。

（1）极轻度：1~3 项异常；

（2）轻度：4~5 项异常；

（3）中度：6~7 项异常；

（4）重度：7 项异常并肌张力异常。

2. 中枢性协调障碍预后　1979 年日本学者家森调查发现，不同程度的中枢性运动协调障碍均有发生脑瘫的可能（表 3-1）。

表 3-1　中枢性协调障碍的脑瘫发生率

ZKS 程度	异常项	脑瘫发生率（%）
极轻度	1~3	7
轻度	4~5	22
中度	6~7	80
重度	7 项异常并肌张力异常	100

从表中可以看出，ZKS 只是脑瘫的危险儿，部分患儿将来可有正常化的趋向。所以要注意观察，只要姿势反应有异常和落后，自发运动和姿势反应不协调，就要进行干预和修正，直到正常化。

3. 临床应用　Vojta 七种姿势反射检查，不仅可早期发现脑瘫及脑损伤儿，也可用于婴儿 CP 治疗的疗效判定。还可发现超常儿、迟缓儿以及智力低下儿。超常儿姿势反射年龄大于生活年龄，迟缓儿姿势反射年龄小于生活年龄，而智能障碍儿七种姿势反射则呈均等落后。

第二节 脑瘫的早期症状与反射异常

发育中的脑受到损伤后，必然出现相应的症状。这也是发现 CP 的重要线索，大多数家长都是因为发现了早期症状而来就诊。

一、早期症状

1. 新生儿期

（1）身体过软、自发运动减少：这是肌张力低下的症状，如果持续 4 个月以上，即可提示有重度脑损伤、智力低下或肌肉系统疾病。

（2）身体过硬：是肌张力亢进的症状，持续 4 个月以上即可诊断为脑瘫。

（3）哺乳困难：由于原始反射（吮吸反射）减弱或消失导致的，表现为哺乳无力或不会吸吮等，导致体重增加不良，是脑损伤的一个指标。

（4）痉挛发作：抽搐是新生儿急症，多提示有颅内出血等脑损伤存在，需应急处置。

（5）发作性呼吸停止或发绀：可导致缺氧性脑损伤。

（6）易惊吓：是新生儿脑损伤后易激惹的表现。

（7）哭声微弱或持续哭闹、尖叫：均是脑损伤的早期表现。

2. 1~3 个月

（1）头不稳定：俯卧位不能抬头，坐位抱时头不能竖直，是脑损伤、智力低下或肌肉系统疾病的重要指征。

（2）手握拳，拇指内收：1 个月手握拳是正常的，2 个月半张开，3 个月应张开。4 个月还不能张开，尤其是一侧存在，有重要诊断意义。

（3）身体扭转：1~2 个月存在是正常的，3~4 个月以上仍存在提示有锥体外路损伤。

（4）斜视，眼球不能追视：提示有脑损伤的可能。

（5）持续哭闹：仍是脑损伤的早期症状。

3. 4~6 个月

（1）不伸手抓物或左右差。

（2）不会翻身或只向一侧翻：6 个月以后还不会翻身，有诊断意义。

（3）下肢不能支持体重：3 个月婴儿即可短暂地支持体重，5~6 个月可立为跳，7 个月还不支持，即提示有脑瘫、智力低下或肌病的可能。

（4）紧张时，上肢屈曲内收、手握拳，下肢交叉伸展或头后背、角弓反张。

（5）抓物时上肢硬直或后伸，两手不能到中线接触。

4. 7 个月以后

（1）手、口、眼不协调：不能把看到的东西抓到手、送到嘴。

（2）扶站时双下肢不能支撑或尖足交叉。

（3）不会坐：一般 7 个月以后应出现直腰坐。

早期症状与脑损伤程度有关，脑损伤轻则症状出现晚、症状轻。脑损伤重则症状出现早，而且多个症状复合存在，有重要的诊断价值。日本学者报道，有肌张力异常者发生 CP 的可能性提高 12~15 倍。持续哭闹提高 21 倍；哺乳困难提高 14 倍；自发运动减少提高 19 倍，痉挛发作则提高 50 倍。症状越多，持续时间越长，发生 CP 的可能性越大。

二、反射异常

正常小儿神经反射发育已如前述。当脑损伤时，由于上位中枢的统合功能发生障碍，皮层下中枢得以释放，各种原始反射相互竞争，加之脑干网状结构、基底核等的肌紧张调节障碍，导致了脑瘫患儿的姿势和运动出现异常。所以通过神经反射的检查，可以反映出脑的功能和脑损伤的部位。反射异常的判断如下。

1. 原始反射缺如或残存　正常原始反射发育有一定的时间，该存在时缺如，该消失时存在都为异常。

2. 立直反射和平衡反射延迟　正常儿随着大脑的发育，立直反射和平衡反射先后出现，代替了原始反射，并终生存在。如果延迟 3 个月以上则为异常。

3. Vojta 七种姿势反射异常　是早期诊断脑瘫的重要指标。

4. 生理反射亢进和病理反射出现　是脑功能障碍的重要体征。

5. 升降反射阳性　对脑瘫诊断和分型有重要意义。

第三节　脑瘫的姿势异常

姿势异常是指正常姿势以外刻板的或动摇的奇特姿势，是脑瘫最明显的体征。正常姿势是在神经系统多种反射共同协调作用下产生的。脑损伤造成的上位中枢功能障碍，必然导致下位中枢的功能失调，进而出现反射异常、肌张力异常及姿势异常。临床多表现为肌张力低下姿势、肌张力亢进姿势和肌张力动摇姿势。

一、肌张力低下姿势

1. 蛙位姿势　俯卧位四肢屈曲紧贴床面似青蛙状（图3-17）。

2. "W"字姿势　仰卧位四肢屈曲紧贴床面形似"W"字（图3-18）。

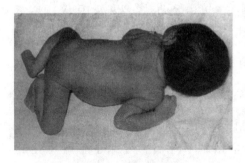
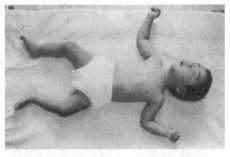

图3-17　蛙位姿势　　　　　　图3-18　"W"字姿势

3. 折刀状姿势　坐位时头颈躯干极度前屈，似折刀状，也称坐位全前倾（图3-19）。

4. 倒U字形姿势　俯卧位用手水平托起患儿，可见躯干上凸，头及四肢自然下垂，似倒U字形（图3-20）。

5. 翼状肩姿势　俯卧位手支撑时，可见两肩胛骨突出，形似翼状。

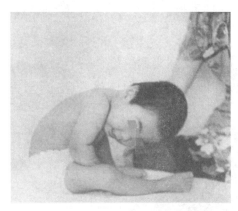

图 3-19　折刀状姿势

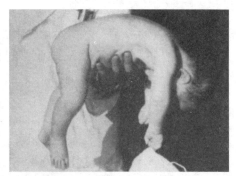

图 3-20　倒 U 字形姿势

6. 头后垂姿势　仰卧位拉起时，可见头后垂，不能竖直（图 3-21）。

7. 缩头抬肩征　两手支撑腋下将小儿垂直提起时，可见两肩抬高，头缩回（图 3-22）。

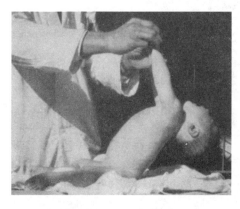

图 3-21　头后垂姿势

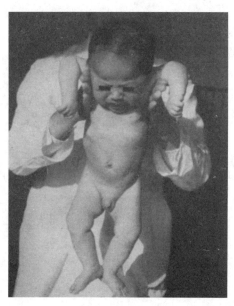

图 3-22　缩头抬肩征

二、肌张力亢进姿势

1. 头背屈姿势　无论何种体位，都可见到头颈过度伸展，背屈。
2. 角弓反张姿势　头颈躯干过度伸展背屈、形似弓状（图 3-23）。

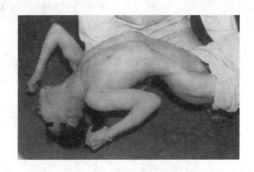

图 3-23　角弓反张姿势

3. 上肢硬直伸展　上肢硬直伸展、手握拳，下肢伸展、尖足（图 3-24）。

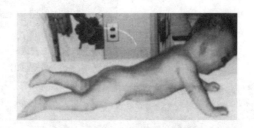

图 3-24　上肢硬直伸展

4. 左上肢内旋、向后伸展　上肢内收、内旋、向后伸展、手握拳（图 3-25）。

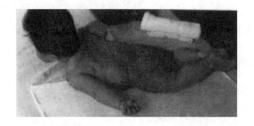

图 3-25 左上肢内旋、向后伸展

5. 下肢异常姿势 下肢内收、内旋、交叉伸展、股角<90°(图 3-26)。

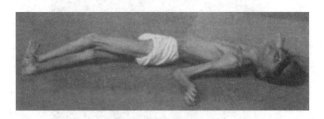

图 3-26 下肢异常姿势

6. 6 个月以后尖足站立。

7. 坐位异常姿势 双下肢硬直伸腿坐或跪坐（图 3-27）。

8. 茶壶状姿势 一侧上肢固定伸展，另一侧固定屈曲，形似茶壶。

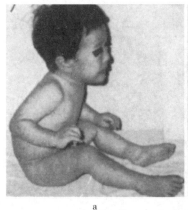
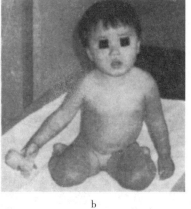

a   b

图 3-27 坐位异常姿势

三、原始反射残存及非对称性姿势

1. 俯卧位紧张性迷路反射姿势　俯卧位时，髋、膝关节屈曲于腹下，头贴床，面向一侧，呈臀高头低位（图3-28）。

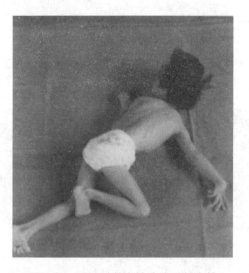

图 3-28　俯卧位紧张性迷路反射姿势

2. 非对称性紧张性颈反射姿势　仰卧位头转向一侧，颜面侧上下肢伸展，后头侧上下肢屈曲（图3-29）。

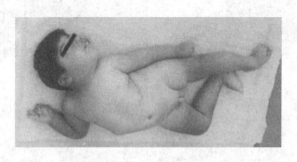

图 3-29　非对称性紧张性颈反射姿势

3. **手足徐动姿势** 紧张时手、足、口及躯干等出现奇形怪状姿势，安静时可减轻或消失（图3-30）。

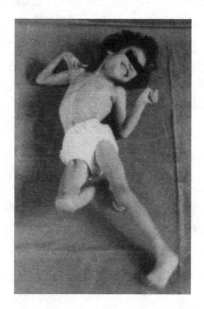

图 3-30 手足徐动姿势

四、步态异常姿势

1. **剪刀步** 行走时双下肢尖足交叉，两膝屈曲、内收。

2. **偏瘫步态** 偏瘫侧上肢屈曲、内收，前臂内旋、屈腕，拇指内收手握拳。下肢外旋伸展、足尖着地，提髋划圈步行。

3. **共济失调步态** 步态不稳，足距加宽，举足缓慢，似醉酒状。

4. **手足徐动步态** 头不稳定且偏向一侧，上肢屈曲或后伸，两手指徐动，躯干不稳，双下肢交替困难。

第四节 脑瘫的肌张力异常

肌张力异常是诊断脑瘫的重要体征之一，肌张力异常必然导致姿势异常和运动异常。脑损伤造成的肌张力异常，主要是由于上运动神经元损伤，解除了对下运动神经元的抑制作用。当锥体系损伤时可导致肌张力增高，表现为上肢以屈肌占优势，下肢则以伸肌占优势；锥体外系损伤常表现为肌肉持续的张力亢进，动作肌和拮抗肌同时发生收缩，被动检查时有铅管样或齿轮样感觉；而纹状体、丘脑及苍白球损伤则引起肌张力动摇的手足徐动；小脑损伤时可出现肌张力低下。

一、肌张力的检查方法

（一）静止性肌张力检查法

取仰卧位安静状态下进行。

1. 硬度　可以通过视诊和触诊来感觉肌肉的坚实度，通过被动活动肢体来体会肌肉的抵抗力。肌张力亢进时多出现屈曲或伸展的固定姿势，触之肌肉硬度增加，被动活动有发紧的感觉。肌张力低下时触之松软，被动活动无抵抗。

2. 摆动度　固定肢体近端，摇动肢体远端，观察摆动幅度。肌张力增强时，摆动度小；肌张力低下时，摆动度大。如摆手、摆足试验，可观察上、下肢肌张力。

3. 关节伸展度　被动屈伸关节，观察其伸展角度。肌张力增高时，关节伸展度小；肌张力降低时关节伸展度大。正常小儿关节伸展度有一定标准（表3-2）。

表3-2　正常小儿关节伸展度（ROM）

月龄（月）	0～3	4～6	7～8	9～12
腘　角（°）	40～80	90～120	110～160	150～170
股　角（°）	40～80	70～110	110～140	135～150
手掌屈角（°）	0～30	45～60	60～70	70～90
足背屈角（°）	0～20	45～60	60～70	70～90

临床常用的检查方法有以下几种。

（1）围巾征（Scaf征）：仰卧位将小儿一侧上肢拉向对侧肩部。正常时肘关节不能越过中线，下颏与肘关节间有一定空隙。肌张力亢进时牵拉有阻力，肘关节距下颏远、空隙加大；肌张力低下时，上肢像围巾一样将颈部围住，肘关节越过中线并无空隙（图3-31）。

（2）手掌屈角：使小儿腕关节掌屈，观察小鱼际与前臂间角度。肌张力高时掌屈角变大；肌张力低下时，掌屈角变小（图3-32）。

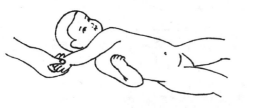
图 3-31 围巾征

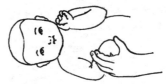
图 3-32 手掌屈角

（3）足背屈角：令小儿双下肢伸展，检查者一手按住一侧小腿，另一手掌扶足底推向小腿，观察足背与小腿间的角度。肌张力高时足背屈角变大。肌张力低下时足背屈角变小。（也可观察足背伸角，即足底背伸与足的中立位垂线之间的角度，正常为0~20°，肌张力高时变小，肌张力低则变大）（图3-33）。

（4）腘角：仰卧位使小儿一侧下肢伸直，另一侧下肢屈髋、屈膝各呈90°。伸展膝关节观察小腿与大腿间角度。肌张力增高时腘角变小；肌张力低下时变大（图3-34）。

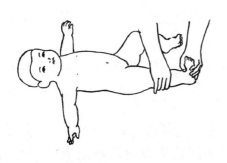
图 3-33 足背屈角

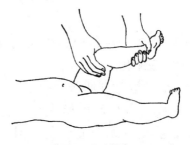
图 3-34 腘角

（5）股角：仰卧位使小儿双下肢伸直外展，观察其两大腿间的角度。正常儿股角应大于相应标准，内收肌张力增高时，股角小于正常范围（图3-35）。

（6）跟耳试验：仰卧位分别使小儿两侧足跟接触两耳，正常儿有困难。当肌张力低下时足跟可接触到耳（图3-36）。

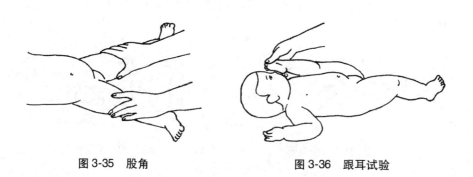

图 3-35　股角　　　　　　　　　图 3-36　跟耳试验

（7）转头试验：使小儿头部向一侧回旋，正常时下颏可达肩峰，左右对称。肌张力增高时达不到，低下时可超过肩峰。

（二）姿势性肌张力检查

可在小儿采取某种姿势时，观察局部肌肉的张力变化。

1. 正常　对各种姿势变化能迅速地进行肌调节，保持正常的姿势出现。

2. 增强　对各种姿势变化出现抵抗，肌调节缓慢，见于痉挛型脑瘫。

3. 低下　对各种姿势变化缺乏抵抗，关节过度伸展，见于迟缓型脑瘫。

4. 动摇　对各种姿势变化出现间歇性过度抵抗或无抵抗，见于手足徐动型脑瘫。

（三）运动性肌张力检查

可结合各种反射检查和自主活动中同时进行。例如，躯干肌张力低下，静止时无明显变化，但腹悬和侧悬检查时均可见到躯干上凸、伸展无力表现。而手足徐动型患儿，令其活动时则表现出张口努嘴、四肢硬直、角弓反张等姿势，抓物时上肢硬直后伸或前臂内旋、屈腕伸指呈抽搐样姿势。

二、肌张力异常

临床常见的肌张力异常有肌张力增强、肌张力低下和肌张力动摇三种表现。

1. 肌张力增强

（1）临床检查：肌肉硬度大，摆动度小，关节伸展度小，有铅管样或齿轮样感觉。

（2）痉挛级别评定标准：①手法快速 PROM（被动关节活动范围）评定标准（表3-3）；②修订的 Ashworth 痉挛评定标准（表3-4）。

表3-3　手法快速 PROM 评定标准

级　别	评　定　标　准
Ⅰ级（轻度）	在 PROM 的后 1/4，即肌肉靠近它的最长位置时出现阻力
Ⅱ级（中度）	在 PROM 的 1/2 时即出现阻力
Ⅲ级（重度）	在 PROM 开始的 1/4，即肌肉在它最短的位置时已出现阻力，使 PROM 难以完成

表3-4　修订的 Ashworth 痉挛评定标准

级　别	评　定　标　准
0级	无痉挛，无肌张力的增加
Ⅰ级	肌张力轻微增加：进行 PROM 检查时，在 ROM 之末出现突然卡住，出现最小的阻力
Ⅰ级	肌张力轻度增加：进行 PROM 检查时，在 ROM 的后 50% 出现突然卡住，当继续进行检查时，始终有小的阻力
Ⅱ级	肌张力增加较明显：在 PROM 检查的大部分范围内均感觉肌张力增加，但活动还可以
Ⅲ级	肌张力严重增加，进行 PROM 检查有困难
Ⅳ级	僵直：僵直于屈或伸的某一位置上，不能活动

2. 肌张力低下

（1）临床检查：肌肉触之松软，摆动度大，关节活动度增大。

（2）弛缓性麻痹的评定

1）轻度：肌张力降低，肌力下降。检查者用手扶住检查肢体令其控制住，肢体只能短暂地抗重力，随即落下，但仍有一定功能活动。

2）中到重度：肌张力显著降低或消失，肌力0级或I级。检查者抬起检查肢体松手时，肢体立即落下，不能进行任何有功能的活动。

3. 肌张力动摇　肌张力动摇是指肌张力高低动摇不定。常见于纹状体、丘脑及苍白球的损伤和变性。临床可见患儿安静时肌张力不高，但当情绪激动或做某一动作时，便出现肌张力增高和动摇的表现，是手足徐动型脑瘫的典型症状。可在检查患儿时一并观察。

第五节　脑瘫的运动发育迟缓及高危因素

一、运动发育迟缓

小儿运动发育落后3个月以上为运动发育迟缓，这也是脑瘫的主要临床表现。脑损伤儿由于神经学（反射、姿势、肌张力）的异常发育，导致运动发育明显落后。如3个月不能抬头，6个月不会坐，12个月不会走等均提示脑损伤的存在。

二、高危因素

脑瘫的高危因素已如前述。一般认为高危因素越多越容易发生脑损伤。但临床观察发现，近年来无明显高危因素的小儿发生脑瘫的比例在增加，这其中除了遗传、代谢等先天性疾病外，环境中毒以及不良生活习惯不可忽视，应予以重视。不管怎样，只要有高危因素的新生儿，一定要跟踪随访，以便早期发现，早期治疗。

综上看出，早期诊断的过程实际上是一个正确评价婴幼儿神经发育的过程。新生儿一旦有了高危因素，一定要跟踪随访，早期症状是信号，出现了神经学异常（姿势、反射、肌张力、运动发育迟缓），即可确定诊断。一旦发现异常，就要立即进行干预，以减少或减轻伤残儿发生。

第 四 章 脑瘫各型的临床表现

第一节 痉挛型脑瘫

病变位于大脑皮层及锥体系。多由早产、未熟儿、低出生体重及新生儿窒息引起。主要特征为牵张反射亢进，导致肌张力增强。被动屈伸可出现折刀现象。腱反射亢进可有踝阵挛，病理反射阳性。但婴儿期肌张力可偏低，逐渐出现锥体系征。临床因脑损伤部位不同而表现不同。

一、痉挛型双瘫（diplegia）

多为脑室周围白质软化造成，常见于早产未熟儿。

临床表现：痉挛性四肢瘫，但明显下肢重于上肢。卧位可见到双下肢内收、硬直、伸展。翻身时上肢用力呈整体模式进行。坐位骨盆后倾、脊柱后弯呈圆背，支点在骶髂关节，喜"W"坐位。腹爬时靠双上肢向前牵拉进行，双下肢硬直伸展，无交互运动。四爬时呈兔跳样。膝立位困难，立位双下肢内收、内旋、伸展尖足，可有膝反张、双足外翻或内翻。步行时屈髋、屈膝，呈摇摆步态。双上肢肌张力稍高，双手动作稍笨拙（图 4-1）。

二、痉挛性偏瘫（hemiplegia）

多为颅内出血及脑发育异常引起，病变位于一侧。

临床表现：两侧肢体姿势和运动不对称。患肢随着年龄的增长，明显较健侧短、细，常常因为一侧肢体不用和运动姿势异常而被发现。患侧上肢呈拇指内收握拳状，手不能入口。屈肘、屈腕，前臂旋前。只会向患侧翻身。坐位只用健侧上肢支撑。腹爬时只用健侧肢体牵拉患侧肢体前进。立位重心在健侧下肢，患侧下肢常屈曲，足尖着地。

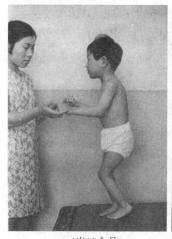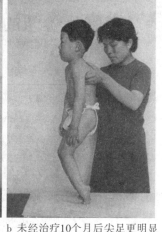

a 4岁10个月 　　　b 未经治疗10个月后尖足更明显

图 4-1　痉挛型双瘫

步行时呈拖拽步态。

三、痉挛性四肢瘫（quadriplegia）

病变位于大脑皮层，多见于极低体重儿及足月重度缺血缺氧儿。

临床表现：四肢痉挛性瘫，仰卧位四肢活动少，两侧不对称。双上肢屈曲，前臂旋前、拇指内收、手握拳，两手不能入口，也不能在正中线玩手，双下肢无交替运动。翻身多以整体模式进行。俯卧位四肢屈曲不能抬头，呈臀高头低位（TLR）。爬行相当困难。坐位双下肢伸直、尖足，骨盆后倾，常取跪坐位。立位头前倾、下颌突出、颈椎前突，髋关节屈曲、内收内旋、膝关节屈曲、踝关节跖屈、尖足交叉并伴足内翻或外翻。因损伤的部位和轻重度不同，又将四肢瘫痪程度基本均等者称为四肢瘫；一侧重于另一侧者称为重复偏瘫；上肢明显重于下肢者称为双重瘫（图 4-2）。

四、强直痉挛型（rigidospastic）

当锥体系和基底核共同损伤时，可见到肌肉被动运动全抵抗。临

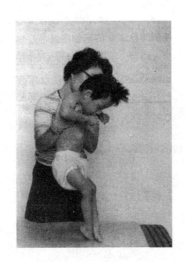

图 4-2 痉挛型四肢瘫

床表现：由于非对称性紧张性颈反射导致的非对称姿势，可出现躯干高度侧弯、胸廓变形，四肢强直性痉挛。该型患儿多合并智能障碍和癫痫，称为重度身心障碍儿（图 4-3）。

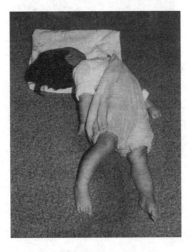

图 4-3 强直型脑瘫

第二节 不随意运动型脑瘫

病变位于基底节，多为新生儿重症黄疸、胆红素脑病的后遗症。婴儿期多表现为肌张力低下，逐渐出现不随意运动。CT 常无特别变化。因损伤部位不同，临床表现不同。

一、手足徐动型（athetoid）

1. 紧张性手足徐动型 多由新生儿重度窒息引起，病变多发生在尾状核及苍白球。

临床表现：既有手足徐动型特点又有痉挛型表现，呈现持续紧张状态。肌张力波动减少，不随意运动相对不明显。重者呈角弓反张姿势，上肢屈曲内旋、下肢内收、内旋，易发生关节变形及挛缩等并发症。与痉挛型区别在于肌紧张呈动摇性，有意识活动时肌紧张增强，睡眠时肌紧张降低（图 4-4）。

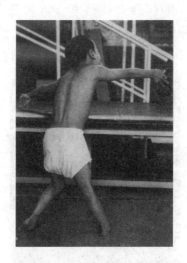

图 4-4 紧张性手足徐动型脑瘫

2. 非紧张性手足徐动型 多由胆红素脑病引起，病变位于丘脑、苍白球和小脑齿状核。

临床表现：多见于乳儿期。表现为低紧张，抬头晚，头的控制能力差。肩后缩，可出现角弓反张。手不能准确抓物，常向相反方向用力。随着年龄的增长，逐渐出现肌张力动摇，颜面、手指、足趾等末梢出现不随意运动，活动时明显，安静、睡眠时消失。并常伴有咀嚼、吞咽、构音困难。翻身、爬和坐也都困难，也可出现意向性震颤，逐渐转变为紧张性。

二、其他类型

1. 舞蹈样动作 临床表现为安静时无明显异常，活动时即表现为以四肢、躯干为主的舞蹈样动作，速度快，常合并手足徐动，又称舞蹈手足徐动。

2. 张力障碍型 是因肌张力障碍而出现的异常姿势，以躯干和全身的肌张力增强为主，表现为躯干持续扭转（似扭转痉挛）。也可出现ATNR姿势，多在兴奋和有意向性动作时出现，并伴有进食和言语障碍。

3. 震颤型 表现为身体某一部位，在一个平面上不自主地节律性摇动，称之为震颤或静止性震颤。单纯震颤型十分罕见，多与手足徐动和张力障碍型同时存在。多见于上肢及手部，屈曲和伸展交替。

4. 发作性痉挛 表现为不随意性肌张力突然增高，间断性痉挛发作。

第三节 失调型及张力低下型脑瘫

一、失调型脑瘫

临床少见，占脑瘫患儿的1%~3%。病变位于小脑，多为先天性小脑发育畸形造成。

临床表现：主要特征为肌张力低下和平衡失调。婴幼儿期可表现为肌张力低下，运动发育明显落后，坐位双下肢屈曲、外展，支持面加大。站立时重心在足跟，腰椎前突，躯干前后摇摆，东倒西歪站不稳。走路时两足距加宽，两手不自然摆动，步态蹒跚似醉酒状。随着年龄增长，肌张力逐渐增强。由于运动感觉和平衡感觉障碍，触觉和深部感觉异常，而出现辨距困难、眼球震颤、意向性震颤、构音障碍和平衡障碍等，使动作笨拙和不协调。

二、张力低下型脑瘫

多为痉挛型、手足徐动型和失调型的早期症状。主要特征为肌张力低下，但腱反射正常或亢进。随着年龄的增长，逐渐表现出各型的特点（图4-5）。

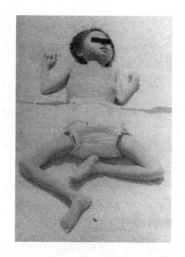

图4-5 张力低下型脑瘫

临床表现：肌张力低下以抗重力肌最明显。仰卧位四肢处于外旋位伸展，背部紧贴床似蛙位姿势。俯卧位不能抬头，四肢不能支撑。呼吸肌张力低下，呼吸浅表，哭声小、咳嗽乏力，易患肺内感染。运动发育明显落后，常见以下三种类型。

1. 先天性低张力性双瘫 生后数周无明显异常，只是四肢活动少，呼吸稍困难。2~3个月后稍好转，能少许活动，但运动发育明显落后，不能保持坐位，常伴有智能障碍。随着年龄增长，双下肢逐渐出现痉挛症状。

2. 先天性小脑性共济失调　出生后即表现为肌张力明显低下，会抓物时出现意向性震颤，逐渐起立、站立和步行时出现共济失调型症状。

3. 先天性舞蹈病　婴儿期肌张力低下明显，6 个月左右出现颜面、四肢等部位的不随意运动，且伴有语言障碍和吞咽困难。

第四节　强直型及混合型脑瘫

一、强直型脑瘫

又称强刚型或固缩型，为锥体外系损伤所致。单纯者少见，多与痉挛型混合。

临床表现：肢体僵硬活动少。被动活动时，其阻力均匀一致，呈铅管样（屈、伸肌共同收缩）或齿轮样（强直伴震颤）增高，腱反射引出困难，无踝阵挛及不随意运动，睡眠中强直消失。

二、混合型脑瘫

两种以上类型的脑瘫混合存在者称为混合型脑瘫。常见于窒息和黄疸同时存在的病例。

临床表现：多为重度四肢瘫，且多合并智能发育迟滞和癫痫。常见有痉挛型与手足徐动型混合，表现为腱反射亢进伴手足徐动，也称痉挛Ⅱ型。也有手足徐动伴失调型，或者痉挛和手足徐动伴失调。当重度痉挛型四肢瘫同时损伤基底节和脑干时，还会出现强直痉挛型。

第五章 脑瘫的康复评定

第一节 康复评定

一、康复评定的定义

康复评定又称评价或评估。是对疾病或损伤造成的功能障碍及临床资料进行全面分析、综合判断的过程。

通过对功能障碍的性质、部位、范围、程度、发病趋势、预后以及日常生活能力等客观、准确的评价，找出主要问题点，为制定康复计划提供科学的依据。与临床医学不同的是，后者是寻找病因和诊断，而前者是评价其功能。

二、康复评定的方法

1. 方法　临床上多采用标准化、统一的量表来记录评定结果。量表有单项量表和综合量表，针对患者的主要问题选择使用，综合分析。

2. 程序　一般康复评定分初期、中期（可多次进行）和末期评定。根据首次评定的结果，制定康复训练计划，并设定近期康复目标和远期康复目标。训练1~3个月后，再次评价（中期评定），根据中期评定的结果，修订或制定下一步的训练计划，再实施、再评定，直到康复结束。

2. 脑瘫的康复评定　因为小儿正处于不断发育和成长的过程中，所以小儿脑瘫的康复评定就更加复杂。既要包括全身的体格检查，神经系统的功能评价（运动、智力、语言、行为以及精神状态等），又要详细询问患儿的病史（孕产史、发育史、疾病史、外伤史及家族史等），供诊断参考。

理想的康复效果有赖于正确的康复治疗，而康复治疗计划的制定又依据正确的康复评定。首次评定非常重要，关系到整个康复计划的制定；中期评定要根据患儿的反应，不断地修正计划或改变手法；出院前的康复评定，还要对患儿做出出院后的家庭康复计划和指导。可见，康复评定是康复医学的生命，它贯穿于整个康复过程中，康复的全过程就是从评价开始到评价结束。因此必须有一个统一的评定标准，才能准确地反映病情和康复的效果。

第二节 婴幼儿神经发育及
脑损伤判定标准表

目前国内尚无统一的小儿脑瘫评定标准量表，大多采用国际流行的 GMFM（88 项）粗大运动功能、精细运动功能（五区 45 项）及个别改良的自制量表，但临床应用因项目繁多，检查费时费力，而且只是运动方面的烦琐记载，不能全面地反映患儿的实际情况。

"婴幼儿神经发育及脑损伤判定标准表"（以下简称标准表）是由笔者与孙世远老师参考了大量国内外资料。反复试用、修订、制定的第四代量表。该表即包括了智测内容，又包括了神经学检查（姿势发育、运动发育、反射发育、肌张力发育、Vojta 姿势反射）以及高危因素、早期症状等内容。全面系统，简便易行。既可用于儿保筛查，又可用于临床诊断，是脑瘫、智力低下等脑损伤早期发现、早期治疗的神经学标准和依据。也是每一位医生及家长都应掌握的标尺。经过近30 年的临床应用，笔者仍认为该表是目前最实用、最简便的一个量表，现介绍给大家，供参考。

一、检查用具及使用方法

（一）检查用具

直尺、皮尺、积木、红色吊环、不透光手帕、纸、笔、玩具、小镜、小手电筒、水杯、叩诊锤。

（二）使用方法

1. 计算实足年龄

例：检查日期：2013 年 7 月 1 日

出生日期：2011 年 9 月 5 日

实足年龄：1 岁 9 个月 26 天。

每月按 30 天计算。

2. 划项目线　按实足年龄在标准表上找好相应的位置，画一条垂线，此线即为项目线。线上所画项目即为受检儿应完成的项目，也称标准项目线。

3. 按项目线上的项目由上至下逐项检查　能完成者以"√"或"+"号标记，不能完成者以"×"或"-"标记。能完成时向右（高年龄组）检查，直到不能完成为止。不能完成时向左（低年龄组）检查，直到能完成为止。

4. 有异常表现时，可在脑损伤判定栏内做相应标记，也可在相应部位详细描述。

5. 高危因素和早期症状作为既往史主要靠问诊，表内包括者可做标记，不包括者可填写。

6. 综合判定是全部检查结束以后，进行统一评价和诊断的结果。

二、正常发育评价及脑损伤的判断

（一）正常发育评价

1. 发育良好　各项指标均能完成并有 20%～30% 的项目提前完成。

2. 发育正常　各项指标均能完成或有 90% 以上的项目能完成。

3. 发育迟缓　10%～20% 的项目不能完成或较正常指标落后 3 个月以上者。

（二）脑损伤儿判断

1. ZKS（中枢性协调障碍）　是脑瘫早期诊断的代名词。也可理解为异常姿势及运动尚未固定化的脑瘫儿或脑损伤儿。诊断依据为 Vojta 七种姿势反射检查。在七种姿势反射中，有 1～3 种异常者为极轻度 ZKS；有 4～5 种异常者为轻度 ZKS，有 6～7 种异常者为中度 ZKS；有 7 种异常并有肌张力障碍者为重度 ZKS。对中、重度 ZKS 要及时进行 Vojta 诱导疗法治疗；对轻度和极轻度者需随诊 4～8 周，好转者可不治疗，加重者需马上治疗。

2. CP、MR、Epi、BD 分别代表脑瘫、智力低下、癫痫、行为异常。具有一种损害者为单纯脑损伤，具有两种以上损害者为复合脑损伤。诊断时可分别标记或详细描写（图1-1）。

3. 小头畸形　按脑损伤判定栏内标准可明确诊断。即头围小于2个标准差；初生头围<30cm、6个月头围<40cm，1~2岁头围<43cm。不管任何年龄，小于标准值3cm为可疑，小于5cm即可诊断。

4. 如有其他畸形或神经系统异常表现者另做记载。

三、几点说明

1. 身长、头围　身长作为一般指标仅供参考。头围作为脑的形态发育指标，必须认真测量和填写。测量以眉间—枕骨结节最大周径为准。本表采用的是Nellhaus制定的国际通用标准。

2. 智力发育　本表包括追视、表情、言语、应人、应物、数及蒙脸试验等七个方面46项，其中婴儿部分28项为佳木斯地区标准，幼儿部分18项采用国际公认标准。受检儿各项指标均落后者可诊断为MR。部分指标（10%~20%）落后者，可定为发育迟缓，应进行随诊。

根据本表检查，可确定智力发育年龄（mc）与生活年龄（Ac）之比为智力发育指数，智力发育指数乘以100，即为智商（IQ）。一般认为IQ在120~130以上者为优良；90~110者为正常；80~90者为迟缓；70以下者为MR。

3. 姿势发育　姿势发育包括俯卧位、仰卧位、坐位、立位和手的姿势五个方面54项。主要采用佳木斯地区标准，以国际公认标准做必要补充。

根据本表检查，确定的姿势发育年龄，与生活年龄之比可作为姿势发育指数。指数在1.2以上者为优良，0.9~1.1为正常，0.8~0.9为迟缓，0.7以下可疑诊为CP，为进一步确诊，还应结合反射和肌张力检查。

4. 反射发育　本表采用国际公认的标准。反射发育包括原始反射、立直反射和平衡反射共36项。实线部分为必须存在和出现的反射；虚线部分为开始减弱（原始反射）和开始出现（立直、平衡反射）的反射；空白部分为已经消失（原始反射）和尚未出现（立直反射、平衡反射）的反射。

反射异常是指反射过强或过弱以及该存在（出现）时不存在，该消失时不消失，即原始反射亢进或延迟消失（残存），立直、平衡反射出现延迟以及反射左右不对称等。对 CP、MR 有重要诊断意义。

5. 深浅反射

（1）浅反射：小儿浅反射（腹壁反射、提睾反射）不易引出，但随着大脑皮层发育很快明确起来，如果浅反射减弱或不存在，可提示有 CP 或 MR。

（2）深反射：婴儿深反射应稍亢进，但在 1.5 个月以内多难引出，故以虚线表示。1 岁以内（2～12 个月）深反射不明确及 1 岁后深反射亢进均有重要病理学意义。内收肌反射是 Vojta 博士首先描述的，以叩诊锤叩击内收肌，可引起该侧下肢紧张内收。反射亢进时，对侧下肢也紧张、内收。该反射是诊断 CP 的重要指标之一。

6. 升降反射　该反射也是 Vojta 提出的，对 CP 诊断及分型有重要意义。

（1）HVLR（水平升降反射）：两手支撑小儿腋下立位悬起后，左右水平移动，由于视野变化速度小于移动速度而使小儿头部向移动出发位置偏斜，进而引起颜面侧上下肢伸直，后头侧上下肢屈曲，即 ATNR 姿势。该反射阳性提示有 ZKS。

（2）VVLR（垂直升降反射）：两手支撑腋下立位悬起后，突然向上抛起再接住。痉挛型 CP 患儿四肢屈曲，手足徐动型 CP 患儿四肢伸展，既有诊断意义又有分型意义。

7. Vojta 姿势反射　检查方法详见第三章第一节。表中第一屈曲期为 0～1.5 个月，第一伸展期为 1.5～3 个月，第二屈曲期为 4～8 个月，第二伸展期为 9～12 个月。此系婴儿仰卧时四肢采取的主要姿势（静止姿势），可与姿势反射（运动姿势）做对比。实线部分为佳木斯标准，虚线部分为 Vojta 原著标准。

通过姿势反射检查，可以判定婴儿的姿势反射年龄（月龄），正常婴儿的姿势反射年龄与生活年龄一致。发育良好者可超过生活年龄，发育迟缓者则落后于生活年龄。异常反应是指落后 3 个月以上的正常反应项及除正常反应项以外的任何反应。异常反应提示婴儿姿势反应性异常，对脑瘫的早期诊断（ZKS）有重要意义。

8. 肌张力　肌张力检查包括硬度、摆动度和关节活动度。硬度指徒手检查时的感觉。摆动度是指握住肢体关节近位端进行摆动，看远位端摆动幅度大小，摆动度小说明肌张力亢进，摆动度大说明肌张力小。关节伸展度主要是肢体各关节被动伸展的角度，本表采用的是根据日本佐久间资料进行修订的标准。

9. 脑损伤儿判定标准　脑损伤是指胎儿期及新生儿期由各种致病因素引起的，具有 CP、MR、Epi、BD 等症状和体征的一组神经系统疾病。这些疾病可单独存在或重复存在，轻微者称微细脑损伤（MBD），重症者称重症身心障碍。

脑瘫儿具有发育障碍，明显姿势异常、反射异常、肌张力异常等特点，在与正常标准对比下是容易判定的。但正常标准有个人差及地域差，一律强调 100% 达到指标将会把一些正常儿误诊为异常儿。日本前川认为 90% 达到指标即属正常，20%~30% 不能达标属异常。Vojta 又提出，有 3 个月以上的延迟者才属异常。所以判断应谨慎。

四、标准表的临床应用

1. 及时发现超常儿和迟缓儿　为提高人口素质，加强婴幼儿神经发育筛查是非常必要的。神经发育受遗传和环境影响，有的可超常发育，有的则发育迟缓。本表作为筛查标准，对及时发现超常儿和迟缓儿，对智力开发和优生优育，是十分有益的。

2. 早期诊断 CP、MR 等脑损伤疾病　脑损伤多可永久致残，对家庭和社会造成沉重负担。过去认为 CP、MR 等是不治之症。但近年来各国学者研究表明：如能早期诊断、早期治疗 CP、MP 等是可以正常化的。本表为早期诊断提供了全面检查、综合制定的新方法，试用结果已经表明，使用本表是完全可以做到早期诊断的。

3. 可确定各种复合脑损伤　由于本表项目全，包括各方面检查，因此可以确定各种复合脑损伤，如 MR＋CP、CP＋MR＋小头、CP＋BD 等。

4. 可提高单纯脑损伤的诊断率　单纯 CP 及单纯 MR 用 Vojta 姿势反射检查及各种智测方法是可以诊断的。但由于掌握和判断上的困难，早期诊断容易出现误差。从脑损伤的特点来看，单纯 CP 不仅有 Vojta

姿势反射异常，也会有原始反射、立直反射、平衡反射、姿势及肌张力异常，同时做这些检查，可以互相弥补误差，提高诊断率。MR 也是如此，不仅会有平均智能的低下，也会有姿势、反射和语言发育的迟缓。同时做这些检查，可提高 MR 的诊断率。

现代康复 第二篇

第六章 脑瘫现代康复的概念和现状

第一节 脑瘫现代康复的概念

一、健康和医学的新概念

随着社会进步和科学技术的飞速发展，医学已进入了一个新的时代。健康的概念和医学的模式也都在发生着改变。健康已不单是没有疾病，而是要全身心的健康；医学也不单是治疗疾病，而是要预防、保健、治疗与康复四位一体。在发达国家，急性病平均住院日5~7天，一旦病情稳定，立即转到以功能恢复为主的康复医疗机构。要求临床医生治疗期间就要考虑到功能恢复的问题。康复医学已成为继预防、临床、保健医学后的第四医学。

二、现代康复的概念

1. 定义 现代康复是采取一切有效措施，预防残疾的发生和减轻残疾的影响，最终目标是使残疾者重返社会。一切有效措施包括医学的、工程的、教育的、职业的、社会的参与等，由相关人员组成康复小组，共同研究制定康复计划。康复的手段是训练和教育，其目的是改善功能，提高生活质量而并非治愈。

2. 康复医学与临床医学的区别 见表6-1。

表 6-1　康复医学与临床医学的区别

项目	康 复 医 学	临 床 医 学
对象	功能障碍	疾病
方法	训练和教育	药物和手术
目的	提高生存质量	治愈和好转

第二节　脑瘫现代康复的历史和现状

一、脑瘫的现代康复

脑瘫是继小儿麻痹控制后，儿童肢体致残的主要疾病。由于是脑损伤造成的，所以除了运动障碍外，常常合并智能、语言、癫痫、行为以及视、听觉等障碍，是一个复杂的综合征，给脑瘫康复带来更多的困难。

1. 现代康复简史　自 1839 年 Litte 首次报道此病，并认为是不治之症，直到二次大战后，随着康复医学的发展，才出现了以整形外科为主的手术治疗和矫形技术，并逐渐认识到功能训练的重要性。半个多世纪以来，各国学者根据"神经细胞不能再生，但功能可以重组"的理论，纷纷创立了以发育神经学和神经生理学为基础的各种神经促通技术（neuro development treatment，NDT），简称促通技术，亦称理学疗法。其原理是利用特殊的姿位、运动模式、反射以及皮肤、肌腱等本体感觉刺激，抑制异常的姿势和运动，促进正常运动模式的出现，并按照正常运动发育的原则或顺应中枢神经损伤后运动恢复的规律，促进运动功能的发育或恢复。

2. 脑瘫康复现状　目前国际上公认的治疗脑瘫的方法仍然是以理学疗法为主的综合手段，目的是使患儿在身体的各种功能上（运动、智能、语言、行为、心理、视觉、听觉以及日常生活能力等）都得到最大限度的改善，最终的目标是重返社会，享有和健康人一样的权利。

脑瘫康复常用的理学疗法有：Bobath 法、Vojta 法、Rood 法、Kabat 法、Peto 法、上田法等，其中应用最广、影响最深的是 Bobath 法和 Vojta 法，临床多综合应用。

二、我国脑瘫现代康复的历史及现状

1. 我国传统康复历史悠久，但现代康复起步较晚，20 世纪 80 年代才引进我国。80 年中国脑瘫康复学创始人李树春老师远见卓识，大胆引进脑瘫现代康复技术，给中国脑瘫患儿带来了福音。由 11 张病床、三名助手，发展到现在中国的第一所脑瘫疗育中心，目前已成为佳木斯大学康复医学院，为我国培养了大批脑瘫康复人才，遍布全国各地。然而面对 13 亿人口的大国，几百万的脑瘫患儿，还是显得十分不足。

2. 为适应脑瘫患儿的需求，各地脑瘫康复机构纷纷建立，大都采用现代康复技术和传统康复相结合的综合手段。现代康复中仍以 Bobah 法为主，选择应用 Vojta 法、Peto 法和上田法。

3. 早期诊断、早期干预的重要性已被临床医生及家长接受，但由于诊断技术和经验的不足，存在着过多干预的局面，给家长造成了巨大的心理负担和不必要的经济损失。这意味着脑瘫的早期诊断技术还应进一步普及和提高。另外对脑瘫运动障碍的综合手段过多，适应证选择不当，也给家长带来了不必要的经济负担。相反，包括语言、智能、心理以及教育等的全面康复显得不足。

综上所述，我国目前脑瘫的早期诊疗技术亟待普及和提高，脑瘫的综合治疗也急需规范。包括教育、职业等的全面康复也要列入发展计划之列。因为这是一项慈善事业、"爱"的工程，任重而道远。

第 七 章　Bobath 神经发育疗法

Bobath 技术是英国学者 Bobath 夫妇，根据"运动发育控制理论"，把乳幼儿神经生理学和神经发育学的成果结合起来，经过 40 年的神经病学和康复医学临床实践，总结并创立的一套系统的治疗技术，1943 年发表专著并应用于临床。目前世界各国广泛应用于儿童及成人的脑性运动障碍，收到满意效果。

第一节　Bobath 法理论基础

1. 未熟性　脑瘫是由于脑在发育过程中受到损伤，使大脑发育不能正常进行，所以 100% 运动发育落后。

2. 异常性　运动的整合中枢有脊髓、脑干、中脑和皮层 4 个水平。脑瘫儿是由于脑损伤后，低级中枢失去了上位中枢的控制，而出现了异常的姿势反应，从而导致了肌张力增高、减低或不随意运动。由于异常反射通路的反复作用，如不被中断，则会使症状逐渐加重，至少到青春期前。

3. 规律性　运动的发育是动态的、有规律的，从头到尾、从近端到远端的顺序发展的。所以强调必须按照小儿运动发育的规律，来促进脑瘫儿运动的发育，即抬头、翻身、坐、爬、站、走等顺序。

4. 全面性　脑瘫是脑损伤造成的，多合并智力，语言，听、视觉及行为等异常，所以 Bobath 强调要进行包括智能、语言、作业以及日常生活能力等全面的康复。

5. Bobath 法的基本原理　利用反射性抑制肢位，抑制异常姿势和运动，促进正确的运动感觉和运动模式出现。

第二节　Bobath 法手技

一、抑制性手技

为了使患儿保持正常姿势，必须首先利用反射性抑制肢位（reflex inhibiting posture，RIP），打破异常姿势的控制。

（一）理论依据

1. 当梭外肌纤维发生强烈等长收缩时，使痉挛肌本身的腱器官（Golgi）兴奋，冲动经 I_b 类纤维传入，再通过脊髓中间神经元对同一主缩肌肉的运动神经元进行抑制，使痉挛肌松弛。

2. 交互抑制理论　正常情况下，在伸肌兴奋的同时，脊髓又同时发出侧支到屈肌的 α 运动神经元，使其舒张，称此为相反神经支配（相互抑制）。临床利用各种刺激手法使痉挛肌的对抗肌收缩，通过交互抑制，而使痉挛肌松弛。

3. 痉挛让步于运动的原理　痉挛往往使人体处于一种静止状态，通过 RIP 可以关闭异常运动神经元的通路，不断地向中枢传送正常的感觉刺激，使 α 和 γ 神经系统的冲动发射恢复正常，使高级中枢形成新的抑制，痉挛肌逐渐得到缓解。

（二）常用的 RIP 手技

1. 对抗上肢内收、内旋、屈肘、前臂旋前、屈腕、屈指等异常模式　采用上肢外展、外旋、伸肘、前臂旋后、伸腕、伸指等抑制手法。

2. 对抗下肢内收、内旋、踝跖屈等异常模式　采用屈髋、屈膝、外展、外旋、足背屈的抑制肢位。

3. 对抗全身性屈肌痉挛的 RIP　让患儿俯卧于楔形垫上，胸比腹高，使脊柱处于伸展状态，双上肢伸直、外展，外旋手支撑后，令一侧上肢高举过头，操纵其上肢及肩甲带，进一步伸展和旋转躯干。也可用 Bobath 球或圆滚使患儿头颈、躯干、四肢充分伸展。

4. 对抗全身性伸肌痉挛的 RIP　令患儿仰卧于治疗垫上，治疗者在其足端、两手分别握住双踝上方，使患儿双下肢屈髋、屈膝，并用胸腹抵住患儿双足，使其双膝尽量向腹部靠近，然后双手将患儿双臂拉向前屈（抱球姿势），轻轻左右晃动，使患儿精神放松，肌张力慢慢降低。

5. 对抗躯干肌痉挛的 RIP　令患儿侧卧，治疗者在身后一手扶肩，一手放在髋部做推拉运动，使肩、髋向相反方向活动，躯干也随之旋转。

二、促通性手技

促通又称易化，是在抑制异常姿势的基础上，进一步完成一些正常的姿势和运动，可阻断异常信号的传入，使中枢不断获得正常的感觉和运动功能。它是一种阈下值的神经冲动，可使阈下值的兴奋灶易于达到兴奋期而引起兴奋的现象。

（一）理论依据

1. 两个阈下冲动单独作用不会有促通作用，但若在一定时间内相继作用，两者的兴奋场在空间上相互重叠，则可达到促通作用，这种兴奋作用还可以通过神经组成的环路结构（侧支）再返回到发出冲动的神经元，使作用持续一段时间。但这种作用会随着两次冲动的间隔时间而逐渐减弱，大于一定时间则作用消失。

2. 中枢神经系统对全身运动功能起调节统帅作用，但同时又需要器官不断地传入正常信息。多次重复的训练，可使大脑皮层建立更多的暂时性联系和条件反射形成，提高大脑皮层的功能。

（二）促通手技

1. 立直反应的促通

（1）颈立直反应的促通

①仰卧位，将患儿拉起至 45~90°，诱发小儿头前屈、立直反应。

②治疗师跪坐，令小儿面对面骑坐在治疗者腿上，用手抓住小儿向前伸直的双上肢向后方推，使小儿慢慢向后仰，引出屈颈、抬头的反应。

③令小儿坐在治疗垫上，治疗者握住小儿伸直的左（右）上肢向右（左）侧推，引发出小儿头向左（右）侧屈曲的反应。

（2）颈、躯干立直反应的促通：令小儿俯卧位抬头，治疗者位于头侧，一手横托其下颌，指尖指向左（右），另一手放在小儿后头，指尖指向右（左），两手缓慢轻柔地向相反方向做搓球运动。使小儿沿身体长轴旋转，小儿身体将随头的转动方向旋转，直到身体和头的方向一致为止。

2. 平衡反应促通手技 在一稳定的平面上，患儿可采取各种体位（仰、坐、跪、站），治疗者从前、侧、后方或对角线的方向，推或拉患儿，使其达到或接近失衡状态，观察其患儿自己做出的反应。也可在平衡板、摇椅、滚桶及 Bobath 球上进行。

三、感觉刺激

Bobath 认为运动的感觉可以通过后天学习获得，所以非常强调正确的感觉输入。轻拍为触压觉刺激；负重和加压是对皮肤及皮下组织、关节等本体感受器的刺激；定位放置和控住与运动控制能力和位置觉有关。通过触、压、叩等皮肤感觉刺激，使皮下组织、肌肉、关节肌腱等本体感受器做出反应，以增加局部肌肉的紧张度和肢体的稳定性，改善伸、屈肌平衡。

（一）加压、负重

通过施加压力来刺激本体感受器，一方面增加患者对病肢的感知，另一方面增加姿势性肌张力，减少不自主运动。如：坐位患侧上肢侧方支撑时，治疗师沿肩、上肢方向施加压迫，可提高上肢的支撑力。适用于共济失调型和手足徐动型脑瘫。

（二）肢体控制、定位放置和控住

使肢体控制保持在一定位置上控住，以增加伸、屈肌协调能力，适用于弛缓型脑瘫。如：治疗师将患儿一侧上肢水平上举，令其自己控住，可出现肩关节周围肌肉的协调收缩。

（三）轻拍或叩击

叩击是治疗师用不同的手法来叩击患儿身体某一部位，通过皮肤及本体感受器的刺激，使主动肌、拮抗肌、协同肌共同发挥作用。

1. 轻拍 挤压关节，用来增加肌张力，以保持正确姿势。多用于手足徐动型。

2. 叩击 叩击痉挛肌的拮抗肌，使其收缩，通过相互抑制，使痉挛肌缓解。

3. 交替性轻推　为了使患者保持中立位，可对患儿进行前后、左右的轻推，以增加腹肌收缩，可诱发出平衡反应。多用于坐位和立位平衡训练。

4. 扫刷样叩击　是使主动肌或拮抗肌更加活性化，治疗师用手指对特定的肌肉与皮肤给予快速地扫刷刺激，使肢体保持一定肢位。

感觉刺激可结合抑制和促通手法同时进行。但应避免肌张力过高及异常模式出现。肢体负重和关节压缩可用于痉挛尚未消除阶段。叩击要注意连续性和节律性，并根据患儿反应改变方向和节律，此方法只适用于肌张力低的部位。

四、关键点的控制

关键点是指人体某些特定部位，通过手法操作能起到抑制异常、促进正常姿势和运动出现的作用。常用的关键部位如下：

（一）头部

1. 前屈　可抑制颈及肩胛带后伸、回缩，抑制全身伸展。适用于手足徐动型和痉挛型四肢瘫，可在仰卧位，坐位和立位上进行操作。

2. 后伸　可抑制全身屈曲、内收内旋的姿势，促进全身伸展。适用于痉挛型脑瘫。可在俯卧位、坐位和立位上进行操作。但 STNR 阳性者应采取俯卧位或立位操作，有利于髋关节伸展。

3. 回旋　可破坏全身性的屈曲模式和伸展模式，促进身体回旋及四肢外展、外旋。可在侧卧位、仰卧位、坐位及立位上进行操作。

（二）肩胛带

1. 前屈　可抑制头部向后方过度伸展及全身伸展。可在仰卧位、坐位和立位上进行操作。适用于手足徐动型。

2. 后伸　可抑制全身屈曲，促进抗重力伸展。可在俯卧位、坐位和立位上进行操作。适用于痉挛型。

3. 内旋　可抑制伸肌痉挛，适用于手足徐动型。可在坐位和立位上进行操作。

4. 外旋　可抑制全身屈曲，促进全身伸展。适用于痉挛型。可在坐位和立位上进行操作。

（三）上肢

1. 内收　肩关节内旋可抑制伸肌紧张，适用于手足徐动型脑瘫。可在坐位和立位上进行操作。

2. 外展　肩关节外旋、肘关节伸直，可促进头立直及下肢外展、外旋、手指伸展，抑制胸及颈部肌肉痉挛。适用于痉挛型脑瘫，可在坐位和立位上进行操作。

3. 外旋上举　可抑制屈肌紧张性屈曲，促进脊柱、髋关节和下肢伸展。可在坐位和立位上进行操作。适用于痉挛型双瘫和四肢瘫。

4. 外旋向后方伸展　可抑制躯干屈曲，促进脊柱伸展。适用于重度痉挛型脑瘫。在坐位和立位上进行操作。

5. 拇指　前臂旋后，拇指外展、伸展，可促进所有手指伸展。适用于痉挛型脑瘫。可在仰卧位、坐位上进行操作。

（四）脊柱

1. 前屈　可抑制全身性伸展模式。"抱球"姿势适用于紧张性手足徐动型脑瘫。可在仰卧位，坐位上进行操作。

2. 后伸　可抑制全身性屈曲模式。适用于痉挛型四肢瘫。可在俯卧位、坐位、立位上进行操作。

3. 回旋　可破坏全身性伸展或屈曲模式，促进脊柱回旋运动。可在仰卧位、侧卧位、坐位和立位上进行操作。

（五）骨盆带

1. 后倾　坐位骨盆后倾可使上半身屈曲、下肢伸展，稳定坐姿，适用于手足徐动型。立位骨盆后倾，可促进髋关节和躯干伸展，用于痉挛型。

2. 前倾　坐位骨盆前倾可使躯干充分伸展，促进髋关节和下肢屈曲，稳定坐姿。用于痉挛型。立位骨盆前倾，可使全身屈曲、下肢自由活动，减轻膝反张。用于手足徐动型。

（六）下肢

1. 屈曲　下肢屈曲，髋关节外展、外旋、可促进踝关节背屈。

2. 外旋　下肢伸展位外旋，可促进下肢外展及踝关节背屈。

3. 足趾（2~5）背屈　可抑制下肢紧张性伸展，促进踝关节背屈及下肢外展、外旋。

上述关键点中，头、肩、脊柱、骨盆为近位端关键点，而肘、手、指和膝、足、足趾为远位端关键点。由于人体四肢、躯干大的运动都由头颈、肩胛带、骨盆带等带动引起，所以效果最好是从近位端开始，随着功能的改善，逐渐改为远位端操作。

脑瘫儿在抑制了异常姿势，正常反应和运动出现后，如肌张力接近正常，即可遵循小儿运动发育规律，进行促通训练（俯卧位抬头、肘支撑、手支撑、四点支撑、跪立位到站、走）以及日常生活活动训练。

第八章　Vojta 诱导疗法

Vojta 诱导疗法，是联邦德国学者 Vojta 博士在长期的临床实践中创立的神经生理学疗法。旨在通过正常运动的诱导，来抑制异常运动的发生、发展，通过对身体一定部位（诱发带）的压迫刺激，诱导出全身性的反射性移动运动。

Vojta 博士在研究七种姿势反射时发现，姿势反射是一切运动的基础。有了正常的姿势反射，才会出现正常的起立和相运动。因此提出只有在异常姿势尚未固定化的中枢性协调障碍儿，通过诱导疗法的治疗，才能达到抑制异常运动的发生发展，诱导出正常运动的目的。所以非常强调早期诊断、早期治疗（0~3 个月）。他本人收治的 207 例 8 个月以内的患儿，应用 Vojta 诱导疗法，治愈 199 例，治愈率达 96.1%。所以他认为如果从新生儿期就开始治疗，除极严重者外均可治愈（正常化）。

第一节　Vojta 法理论基础

1. 脑的可塑性　根据神经细胞不能再生，但功能可以重组的理论，即脑损伤后通过大脑神经细胞轴突侧枝生芽、突触更新以及周边组织代偿等机制，可使神经元之间建立新的联络，发挥代偿作用。而且年龄越小，这种机制越旺盛，代偿能力越强。

2. 人的移动运动三要素　即姿势反应能、起立机构和相运动。

（1）姿势反应能：是中枢神经系统自动调节姿势的功能。

（2）起立机构：是对头颈、躯干、肩胛带和骨盆带的支持机构。在抗重力支撑时，起支持和固定作用，并与相关部位的相运动密切关联。

（3）相运动：是等张收缩引起的各关节的角运动以及四肢末梢有

目的的运动。

例如：四爬开始时，首先向前伸出上肢（相运动），其余三肢支撑躯干（起立机构）。当这一上肢落下后，对侧下肢向前移动成膝支撑，此时又回到四爬位四点支撑。然后再伸出另一侧上肢和对侧下肢，形成爬的移动运动。在此过程中，机体自动调节全身骨骼肌张力变化，保持身体平衡及协调运动（姿势反应能）。

姿势反应能是基础，相运动与支持机构密切关联。脑损伤后造成的中枢性协调障碍，必然导致姿势反应能异常。Vojta 认为在小儿神经尚未发育成熟，病态姿势和运动尚未固定的状态下，在身体一定部位给予刺激（R-K，R-U），可以激活这种在种系发生中早就存在的姿势反应能力。通过诱发带反复规律地刺激，使正常的起立功能和相运动不断出现，不仅可阻止恶性循环，防止运动向病态方向发展，而且可以改善运动的各个要素。这种代偿能力年龄越小，可能性越大。

3. 根据 Kabat 原则，一个刺激引起的反应，可成为新的刺激再次引起新的反应。如此反复强化，可使运动模式得到记忆和加强，使皮层内运动区神经核团不断形成和完善，促进正常的移动运动出现。

4. 当给予单个诱发带刺激不引起兴奋时，给予多个（空间积累）和长时间（时间积累）刺激，即可引起阈上兴奋而出现相应反应。

5. 经常受刺激的神经，可见到神经纤维的髓鞘化作用加强和突触电位增加。通过突触传递，建立新的网络，可变被动运动为主动运动，使功能恢复正常。

6. 脑瘫儿肌肉收缩方向多为向心性，诱导刺激可激活生理性肌运动，使向心性收缩向离心方向转移。如股内收肌：R-K 可使股屈肌、臀中肌、股内收肌、股外旋肌、股伸肌群共同作用，对抗股内收肌紧张。肱二头肌：当固定点位于中枢（肩）时，肌肉向肩方向收缩，使肘关节屈曲，前臂向肩靠近。反之肘、头支持固定前臂时，肌肉收缩方向就转向末梢，使肩及全身向前移动。

7. Vojta 诱导疗法是以诱发带的刺激为基础，其有效性随全身协调运动完成而消失，即腹爬一出现，反射性移动运动则再不能被诱发。反之只要腹爬不能完成，就可以用此疗法，年长儿也可以。

第二节　Vojta 诱导疗法手技

Vojta 诱导疗法包括反射性腹爬（reflex kriechn，R-K）和反射性翻身（reflex umdrech，R-U）二种。均是通过对诱发带的刺激，诱导产生全身的协调运动，进而阻断病态运动的发生、发展。各种手技是由不同的出发姿势和诱发带组合而成，根据病情选择应用。

一、出发姿势和诱发带

1. 出发姿势　是 Vojta 诱导疗法治疗前患儿必须采取的特定姿势。Vojta 在研究发育运动学时发现，人类个体的移动运动（R-K、R-U），是在种族进化中形成的，是一切运动的基础。在这种特定的姿势下，给予诱发带的刺激，才可能出现生理性的移动运动，这种主动运动是教不出来的。所以强调训练中要始终保持出发姿势不变。

2. 诱发带　是指身体的特定部位。在 Vojta 法操作中，稳定出发姿势后，在此部位按照一定方向给予压迫刺激时，可诱导出反射性的移动运动，即正常的起立功能和相运动的出现。从而抑制了病态运动的发生、发展。诱发带又分主诱发带和辅助诱发带。操作时，根据患儿病情，选择不同的组合。

二、反射性腹爬

（一）R-K 出发姿势（图 8-1）

1. 患儿取俯卧位，头颈在躯干延长线上，向外回旋 30°～45°，头稍前屈，前额着床。鼻约在外侧乳腺上，左右肩胛线及骨盆与躯干垂直。

2. 颜面侧上肢　肩关节外展、外旋，110°～130°上举。肘关节 40°屈曲，前臂中间位。手半握拳（可放一毛巾卷），位于肩胛线上。

3. 后头侧上肢　位于躯干一侧，肩关节内收、内旋，肘关节及手自然伸展。

4. 下肢　颜面侧下肢髋关节 30°外展、外旋，膝关节轻度屈曲，半伸展位。后头侧下肢半屈曲位，跟骨位于髋关节延长线上。

（二）诱发带

1. 主诱发带

（1）颜面侧上肢肱骨内侧髁。

（2）后头侧上肢前臂桡骨远位端，腕横纹上二横指处。

（3）颜面侧下肢股骨内侧髁。

（4）后头侧下肢跟骨。

2. 辅助诱发带

（1）颜面侧肩胛骨内侧缘下 1/3 或下角处。

（2）颜面侧髂前上棘。

（3）颜面侧大腿上 1/3（臀中肌）。

（4）后头侧肩峰。

（5）后头、后头侧下颌角及颊部。

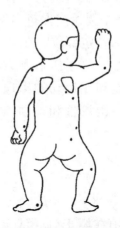

图 8-1　R-K 出发姿势及诱发带

主诱发带：	辅助诱发带：
1. 颜面侧上肢肱骨内侧髁	①肩胛骨内侧缘下 1/3 或下角
2. 后头侧上肢桡骨远位端	②髂前上棘
3. 颜面侧下肢股骨内侧髁	③肩峰
4. 后头侧下肢跟骨	④臀中肌
	⑤后头部

（三）诱发反应模式（图 8-2）

R-K 诱导出的反应是一种典型的爬行动作，即颜面侧上肢向后回旋，后头侧上肢向前回旋；颜面侧下肢屈曲，后头侧下肢伸展。头向对侧回旋的生理性爬行动作。

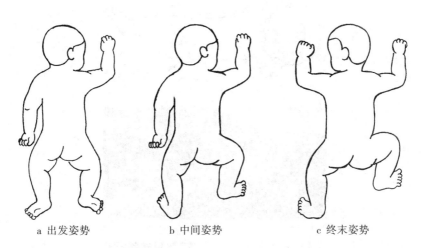

　　a 出发姿势　　　　　　b 中间姿势　　　　　　c 终末姿势

图 8-2　R-K 应答反应模式图

（四）操作手技

R-K 的基本手法有 R-K$_1$、R-K$_1$ 变法，R-K$_2$ 及 R-K 变法。

1. R-K$_1$ 手技　图 8-3 为 R-K$_1$ 手技实践操作，供参考。

（1）出发姿势：同 R-K。

（2）操作方法：患儿取俯卧位，将后头侧上肢内旋位自然放于体侧，治疗师用身体控制其外展和向前方移动（可用毛巾裹住压在胸下）。一手从患儿头顶绕过，握住颜面侧上肢肘关节，并用中指点压肱骨内侧髁，同时向该侧肩胛骨方向用力。另手可根据患儿障碍的部位和程度不同，选择以下相应的诱发带进行刺激。

　　① 颜面侧肩胛骨内侧缘下 1/3 处，用拇指点按，并向该侧肘关节方向用力。

　　② 用手掌按压在颜面侧髂骨上，用中指点按髂前上棘，并向背侧方向用力。

③ 用手掌按压颜面侧大腿上 1/3，并向该侧膝关节方向用力。

④ 用拇指点按后头侧跟骨，向床面用力。

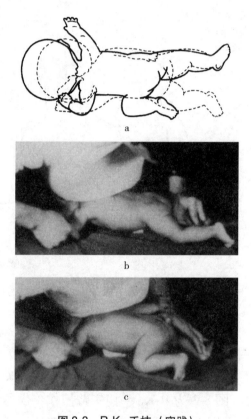

图 8-3 R-K$_1$ 手技（实践）

a ……表示出发体位；——表示诱发运动

b、c 为 R-K$_1$ 手技操作实践

（3）手技要点

① 始终保持出发姿势，注意观察肩胛带和颜面侧下肢反应：肩胛带局部肌肉收缩，肩胛骨内收，肩胛带抬高，上肢向后回旋。下肢屈曲后伸展。

② 以肘关节为固定点，与上肢向后回旋的力量对抗。可促进肱二头肌和肱三头肌的收缩方向由向心向离心方向转移，促进腹爬完成。

③ 颜面侧下肢由于未被固定，可出现屈曲后伸展的反复动作，属正常反应。如出现下肢硬直伸展时，则应调整刺激强度及用力方向，以打破这种异常姿势。

④ 如选多个诱发带，可由二名治疗师同时进行操作（图 8-4）。

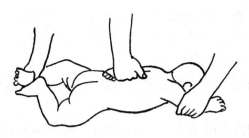

图 8-4 R-K$_1$ 手技（二人操作）

2. R-K$_1$ 变法手技（图 8-5）

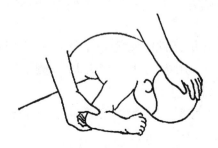

图 8-5 R-K$_1$ 变法

（1）出发姿势：患儿俯卧于床边，双下肢游离于床下，头及双上肢同 R-K。

（2）操作方法：治疗师立于床边，一手按压患儿后头部，保持头的出发姿势，一手刺激颜面侧肱骨内侧髁。或一手控制颜面侧肘关节屈曲 90°，另一手拇指点按肩胛骨内侧缘下 1/3 处或肩胛骨下角，向下、向肩胛带方向用力。

（3）适应证：适用于上半身运动障碍者，如抬头差、肘支撑不能完成者。

3. R-K₂ 手技（图 8-6）

（1）出发姿势：患儿取俯卧位，颜面侧下肢屈曲于腹下，其他同R-K。

（2）操作手法：根据患儿病情选择不同的诱发带组合。

① 选用颜面侧肱骨内侧髁和后头侧下肢跟骨，可促进下肢屈曲、伸展，促进骨盆抬高（图 8-6a）。

② 选用后头部及颜面侧上肢肱骨内侧髁，可促进肩胛带和骨盆带抬高（图 8-6b）。

③ 选用颜面侧大腿上 1/3（臀中肌），向颜面侧肘部、膝部压迫刺激，可诱发肘、膝支撑（图 8-6c）。

④ 固定颜面侧下肢膝部，向下向后压迫臀部，可诱发手支撑（图8-6d）。

⑤ 按压臀部和髂前上棘，可诱发骨盆抬高（图 8-6e）。

⑥ 选用后头侧下肢跟骨和颜面侧下肢臀部，可促进骨盆抬高（图8-6f）。

⑦ 选用颜面侧上肢肱骨内则髁，下肢股骨内侧髁和臀大肌。治疗师可用肘部压迫臀部，用大腿压住患儿后头侧下肢固定之。适用于反应强烈的较大患儿（图 8-6g）。

⑧ 选用颜面侧下肢股骨内侧髁和后头侧下肢跟骨。适用于两下肢交互运动较差的患儿（图 8-6h）。

4. R-K 变法手技（图 8-7）

（1）出发姿势：令患儿俯卧于床边，双下肢屈曲于腹下，臀部位于跟骨上方，双足背距床边约 2 厘米，头及上肢同 R-K。

（2）操作手法：

① 治疗者位于患儿后方，以胸腹部压迫臀部后头侧上肢及躯干。一手控制患儿头部，一手刺激颜面侧肱骨内侧髁（图 8-7a）。

② 治疗者位于患儿一侧，一手刺激颜面侧上肢肱骨内侧髁，一手压迫臀部，并以手指刺激髂前上棘（图 8-7b）。

（3）适应证：适用于 8 个月以上的较大患儿，尤其双下肢硬直、

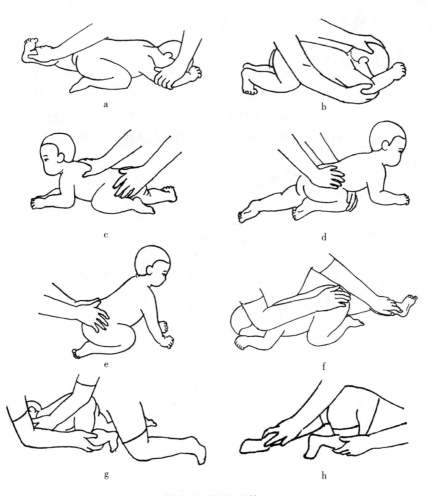

图 8-6　R-K$_2$ 手技

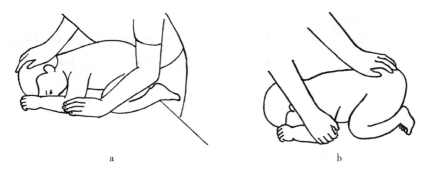

图 8-7　R-K 变法手技

尖足，支撑能力差的患儿，有治疗作用。

三、反射性翻身

（一）出发姿势（图 8-8）

患儿取仰卧位，头正中或向内回旋 30°（ATNR+）稍前屈、颈伸展。两上肢自由位或 ATNR 姿势，两下肢半屈曲位。两肩连线与躯干垂直。

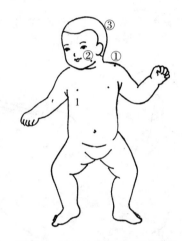

图 8-8　R-U 出发姿势及诱发带

主诱发带：1 胸部带

辅助诱发带：①肩峰；②下颌；③后头部

（二）诱发带

1. 主诱发带：颜面侧乳头下二横指（横膈膜附着处），6~7 肋间。

2. 辅助诱发带：后头侧肩峰，后头侧下颌骨、后头部、肩胛骨下角。

（三）诱发反应模式

R-U 诱发的反应是一种典型的翻身动作，即首先是腹肌收缩，双下肢对称屈曲、臀部抬高，然后头、颈、躯干及颜面侧上肢向对侧回旋的生理性翻身动作（图 8-9）。

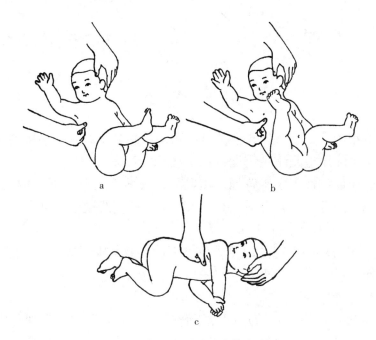

图 8-9　R-U 应答反应模式图

（四）操作手技

R-U 的基本手法有 R-U$_1$、R-U$_2$、R-U$_3$ 及 R-U$_4$、R-U$_5$ 等。

1. R-U$_1$ 手技（图 8-10）

（1）出发姿势：同 R-U$_1$。

（2）操作手法

①对年龄小、无 ATNR 姿势者，可取头正中位。治疗师一手四指分开控制后头部，用拇指抵住对侧肩峰，并向颜面侧主诱发带方向用力。另一手拇指点按主诱发带向下、向头及对侧肩峰方向相对抗用力（图 8-10a）。

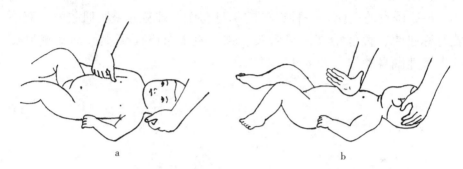

图 8-10　R-U₁ 手技

　　②对年龄大、有 ATNR 姿势者，可取头内旋 30°，一手法同上，另一手以小鱼际压迫刺激主诱发带，手法相同（图 8-11）。

　　③适应证：适用于头背屈、肩前屈，腹肌无力，双下肢内收交叉、尖足等不会翻身的患儿。图 8-11 为 R-U₁ 手技实践操作，供参考。

　　2. R-U₂ 手技（图 8-12）

　　（1）出发姿势：患儿取侧卧位，下侧上肢与躯干成 90°；上侧上肢内旋位伸展置于背后，双下肢伸展。

　　（2）操作手法

　　① 年龄小的患儿：治疗师位于背后，一手选用上侧肩胛骨内侧缘下 1/3 处，向前压迫刺激，另一手选用上侧髂前上棘，向后压迫刺激，形成对躯干的一种扭转力量。

　　② 年长患儿：治疗师可用一下肢压迫固定患儿下侧下肢，令患儿上侧下肢置于治疗师大腿上，同时以腹部向前用力靠紧患儿背部，固定上侧上肢。一手刺激患儿下侧上肢肱骨内侧髁，并向肩胛带方向用力，另一手压迫刺激患儿上侧下肢股骨内侧髁，向髋关节方向用力。

　　③ 适应证：适用于双下肢交叉，不会翻身的患儿。可促进脊柱伸展、肘支撑及下肢肌群的协调运动，有利于翻身。

　　3. R-U₃ 手技（图 8-13）

　　（1）出发姿势：患儿取侧卧位，双下肢屈曲于腹下，上肢同 R-U₂。

　　（2）操作手法：治疗师位于患儿背后，一手刺激患儿下侧上肢肱骨内侧髁，另一手握住患儿双下肢膝关节处，向臀部方向用力。

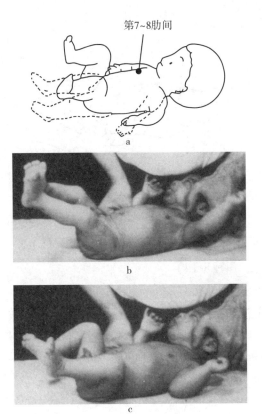

第7~8肋间

a

b

c

图 8-11　R-U₁ 手技（实践）

a ┈┈表示出发肢位；──表示诱发运动；

b、c　为 R-U₁ 手技操作实践

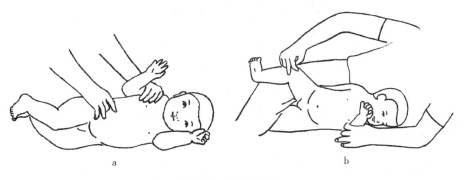

a

b

图 8-12　R-U₂ 手技

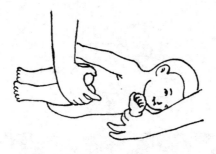

图 8-13　R-U₃ 手技

（3）适应证：同 R-U₂。

4. R-U₄ 手技（图 8-14）

（1）出发姿势：同 R-U₂。

（2）操作手法：治疗师位于患儿背后，一手刺激上侧肩胛骨内侧缘下 1/3 处，向前压迫，另一手选择下侧下肢（R-U₄）或上侧下肢（R-U₅）股骨内侧髁，向后压迫（图 8-14）。

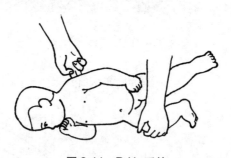

图 8-14　R-U₄ 手技

（3）适应证：适用于不会抬头、翻身的患儿，可促进脊柱伸展，抬头及翻身。

四、注意事项

1. 根据患儿的年龄、病情和体质选择 2~3 个诱发带。每个诱发带每次操作 2~3 分钟，年龄大可适当增加次数和时间，两侧各做一次。
2~3 个月为一疗程，一般需 3~4 个疗程。

2. 治疗前 1 小时不要洗澡和进食。

3. 治疗后 10 分钟需给水或饮料。

4. 两次治疗时间应间隔 4 小时以上，充分休息和游戏。

5. 治疗中患儿尽量裸体操作，便于观察反应。

6. 偏瘫患儿患侧可适当增加时间或次数。

7. 操作时可根据患儿的反应，调整刺激的力度和方向，以达到希望的反应出现。

五、临床应用

1985 年，笔者对 0~4 岁 242 例 CP 住院患儿，单纯应用 Vojta 诱导疗法疗效统计，有效率分别为：ZKS 组 100%，单纯 CP 组为 100%，复合 CP 组为 93.7%，总有效率为 95.5%，与对照组（46%）有较显著差异。其中 6 个月以内治疗组总有效率为 100%，6 个月以后为 95.1%，说明年龄愈小，治疗效果愈好。并对其中 32 例患儿做了治疗前后的体感诱发电位比较，结果有效组大脑皮层运动区 N20 波幅高度明显增加，对刺激反应的潜伏时间明显缩短，脑内传导速度明显加快（$P<0.05$）。

笔者亲自治疗 1 例患儿，出生时由于胎儿过大（4.1kg）、产程长，导致颅内出血，重度窒息。42 天就诊时，四肢硬直，手握拳、坐位全前倾，Vojta 七种姿势反射均异常。立即予以 Vojta 法治疗。6 个月可独坐，11 个月会站，已达治愈标准。随访该患儿德、智、体、美全面发展，已大学毕业就业。

第 九 章 上 田 法

上田法是日本爱知县身心障碍儿疗育中心园长上田正博士于 1988 年创立的，也是一种治疗小儿脑瘫的神经生理学疗法。设想通过脊髓水平的代偿，利用相反神经抑制理论，来降低肌张力，缓解肌痉挛，抑制异常姿势的发生、发展，从而达到促进正常运动发育和功能恢复的目的。对痉挛型脑瘫，收到较好效果。

第一节 上田法理论基础

1. 根据 Myklebus 相反神经抑制理论，认为正常反射和运动的完成，依赖于正常的相反神经支配网络，即：主动肌收缩的同时，其相对的拮抗肌受到抑制而迟缓。当脑损伤时，这一统和机构紊乱，即出现了相反神经支配障碍。当出现相反神经兴奋回路时，则表现为主动肌和拮抗肌同时收缩，而出现痉挛。上田正认为采用一定手法，如下肢法持续底屈，可将兴奋回路关闭，抑制回路打开，使突触前抑制机制发挥作用，去掉末梢的过紧张，异常姿势就会自然消失。对脑瘫儿异常的相反神经兴奋通路给以抑制，进而活化了相反性抑制网络，从而降低了肌张力，使痉挛得以缓解。

2. 根据系统论的观点，认为人和环境是一个系统，运动是人与环境相互作用而产生的，不能单用脑的成熟来解释。人类的神经系统、运动器官（肌肉骨骼系统）及感觉系统等都是运动发育的重要因素，运动状态也与人的身心状态、环境及所处的社会状况密切相关。所以运动不都是脑的控制，末梢也控制着运动。上田法就是首先将可控制的肌肉的硬度和关节活动度进行纠正，降低了过强的肌张力，使四肢及躯干的功能得到改善，从而促进了运动的正常发育。

3. 否认痉挛按头尾规律发展。认为痉挛是从四肢末梢开始向中枢发展。赞同"中枢是末梢的奴隶"的观点，既没有神经也没有脑的生物，也能做适应环境的行动，没有末梢（手、足）也就没有中枢（脑）。上田正认为脑瘫的异常姿势也可能是末梢的过分紧张造成的。去掉末梢的过紧张，异常姿势就会自然消失，而出现自然的姿势发育和运动。

第二节 上田法基本手技

上田法由五种基本手法和四种辅助手法组成，实践中可选择应用（表9-1）。

表9-1 上田法的组成

基本手法	辅助手法
1. 颈部法（Neck，N法）	1. 颈部II法（Neck法 NII法）
2. 肩-骨盆法（Shoulder-PelvisF法，SP法）	2. 骨盆带法（Pelvec Girdle法，PG法）
3. 肩胛带法（Soulder Girdle法，SG法）	3. 下肢II法（Lower ExtremitiesII法，LEII法）
4. 上肢法（Upper Extremities法，UE法）	4. 对角线法（Diagonal法，Diag法）
5. 下肢法（Lower Extremities法，LE法）	

一、基本手法

（一）颈部法

1. 操作手法　患儿取仰卧位，治疗师于头侧先轻轻转动患儿头部，然后将一手放在阻力低的对侧面颊部向该侧回旋。另一手放在该侧肩胛带背部轻轻抬起（离床30°为宜），根据患儿情况做最大限度的对抗（以抬肩为主），以下颌越过该侧肩峰为宜。持续3分钟，再同样方法操作对侧。

2. 适应证　适用于颈部肌肉痉挛（斜颈）及手足徐动型头偏向一侧的患儿。

3. 治疗效果　①可减轻颈部肌肉痉挛，回旋变得容易，口腔功能得到改善；②可减低躯干及四肢的张力，使自发运动增加，纠正非对称姿势；③胸、腹部肌肉活动增加，呼吸功能得以改善。

（二）肩、骨盆法

1. 操作手法　患儿取仰卧位，一治疗师于头侧，一手固定患儿一侧肩部下压，另一手抬起对侧肩胛带，并带动躯干上部，向该侧扭转。另一治疗师于患儿足侧，一手按住对侧骨盆，一手扶该侧骨盆上抬并向肩扭转的反方向缓慢扭转到最大限度。持续 3 分钟，再同样方法操作对侧。

2. 适应证　适用于脊柱（胸、腰椎）回旋障碍患儿。

3. 治疗效果　①可降低躯干肌的过紧张，纠正躯干和骨盆的非对称姿势；②可促进胸腹部肌肉活动，改善呼吸功能；③可促进颈立直反应建立和增加四肢的运动功能。

（三）肩胛带法

1. 操作手法

患儿取俯卧位，令一上肢肘关节屈曲、前臂旋前置于后背，治疗师位于同侧一手握住患儿拇指内收、四指屈曲的手，令其掌屈紧贴腰部，并使肘关节屈曲 50°~70°，另一手握住患儿肘部，中指点按肱骨内侧髁，向下、向腕关节方向慢慢推压，使肩关节充分内旋，可见到肩胛骨内侧缘隆起。保持 3 分钟。同样手法操作对侧。

2. 适应证　适用于上肢及肩胛带肌肉张力过高、屈伸困难的患儿，

3. 治疗效果　①可降低肩胛带和上肢的肌张力，增加其关节的活动度；②可提高上肢和手的运动功能；③可使下肢的张力降低。

（四）上肢法

1. 操作手法　患儿取仰卧位，治疗师位于一侧。用靠近头侧的手握住患儿该侧拇指内收握拳的手，令其屈腕、前臂旋前位并屈肘 90°（屈曲项）。另一手扶持患儿肘关节，使其紧贴侧胸壁保持 3 分钟。然后握拳的手打开，治疗师用该手与患儿手对掌，示指抵住患儿拇指，其余四指握住患儿伸展的四指。另一手扶肘关节伸展，上肢外展（90°）或上举（伸展项），做腕背屈，前臂外旋位并向肩关节方向压迫。保持片刻再回到屈曲位，如此反复操作 15 次，以屈曲项 3 分钟结束。再同样手法操作对侧。

2. 适应证　适用于上肢肌张力高，拇指内收，手握拳的患儿。

3. 治疗效果　①可缓解整个上肢的肌紧张，改善手的功能；②可矫正上肢的异常姿势，促进保护性伸展反射建立。

（五）下肢法

1. 操作手法　患儿取仰卧位，双下肢伸展。首先治疗师一手拇、示二指捏住患儿足跟两侧，其余指握足跟，托住并向小腿方向用力。另一手握患儿足背，向足底压迫，使踝关节、趾关节最大限度跖屈（伸展项），保持 3 分钟。然后握持足跟的手松开，握住小腿及踝部向下拉跟腱。另一手拇指按在拇指球上，其余四指握住足背，屈膝、屈髋 90°（屈曲项），向膝关节内侧方向背屈踝关节（稍内翻）。稍停片刻后再转为伸展相，如此反复交替做 15 次，回到伸展项保持 3 分钟。再同样方法操作对侧。

2. 适应证　适用于下肢肌张力增高患儿。

3. 治疗效果　①可降低下肢肌张力，增加关节活动度；②可纠正下肢的异常姿势和变形，提高下肢的运动功能。

二、辅助手法

（一）颈部Ⅱ法

1. 操作手法　患儿取俯卧位，治疗师位于头侧，一手（利手）拇、示指托下颌部向上方抬起，逐渐使颈椎伸展。另一手扶后头部，控制头正中位，并用前臂控制胸椎对颈椎伸展的影响。保持 3 分钟。

2. 适应证　适用于抬头困难，颈立直不能完成及头背屈、角弓反张的患儿。

3. 治疗效果　①可减轻颈部肌肉痉挛，改善口腔功能；②可减轻颈椎过伸展的角弓反张状态，促进肩关节屈曲及内收，使颈椎活动增加；③可促进胸腹部肌肉活动，改善呼吸功能。

（二）骨盆带法

1. 操作手法　患儿取仰卧位，治疗师位于骨盆一侧，先将该侧髋关节屈曲 90°，膝关节尽量屈曲。治疗师两手握住该下肢的股骨内外髁，用力缓慢地使髋关节向内侧回旋，在最大内旋位上保持 3 分钟。然后同样方法做对侧。

2. 适应证　适用于双下肢肌张力高，髋关节内收、内旋的患儿。

3. 治疗效果　①可降低髋关节周围肌肉的张力，增加髋关节的活动度；②促进髋关节外旋、外展，提高下肢的运动功能。

（三）下肢Ⅱ法

1. 操作手法　患儿取仰卧位，由两名治疗师分别对一侧下肢法屈曲相，和对侧下肢伸展项同时进行操作。保持3分钟后改为一侧伸展项和对侧屈曲项3分钟。如此交互运动15～20次。

2. 适应证　适用于双下肢痉挛患儿。

3. 治疗效果　①可降低双下肢肌张力，增大股角；②缓解尖足内翻，改善步态，提高下肢的运动功能。

（四）对角线法

1. 操作手法　患儿取仰卧位，由两名治疗师分别对一侧上肢法屈曲相和对侧下肢法伸展项进行操作。保持3分钟后改为一侧上肢伸展项和对侧下肢屈曲相同时操作，保持3分钟后再回到开始时的肢位3分钟结束。然后再对对侧上肢和同侧下肢进行上述操作。

2. 适应证　适用于全身肌张力高的患儿。

3. 治疗效果　①可缓解肌痉挛，改善四肢运动的协调性；②可缩短治疗时间，比单独使用上下肢法效果更明显。

三、注意事项

1. 操作中手法要轻柔，缓慢，力量适度。注意观察患儿面色及反应。避免造成骨折、关节脱位等副损伤。

2. 治疗时间一日两次，间隔6小时为宜。保持时间依患儿适应程度为准，可逐渐增加到3分钟。

3. 开始治疗时，应从患儿能接受的一个手法进行（S-P法），再根据症状变化来改变和增加手法。

4. 上田法治疗一次，肌紧张降低时间可持续7～8小时甚至数日，要坚持治疗才能收到巩固的疗效。所以应教会家长，在家庭内进行治疗。

5. 上田法只是对抗痉挛有效，所以治疗中要与其他手法配合应用。

第十章　作业疗法

第一节　作业疗法的概念

一、定义

1. 定义　作业疗法（occupational therapy，OT）是在 1914 年由美国医生 George Edward Barton 提出的。期间定义也在不断地更新。1994年世界作业疗法师联合会对作业疗法修订后的最后定义是："作业疗法是让人们通过具有某种目的性的作业活动，来促进其健康生活的一种保健事业"。

2. 内容　根据患者的认知水平、功能障碍的部位、程度，以及心理、兴趣等，设计有针对性的作业活动。具体内容：①在运动疗法的基础上，通过游戏、各种活动及日常生活技能的训练，增加躯体感觉和运动能力；②促进身体的协调运动、精细运动及手眼协调能力的发展；③改善注意力、认知和解决问题的能力，提高生活自理和社会适应水平；④维持其功能，预防残疾的发生，以逐步达到个人和社会生活自立、回归社会的目的。

二、基本理论

人是一个有感觉有思维的有机体，既能适应环境，也能改变环境，每个人的行为也可以根据个人的需要而改变或适应，这就是作业疗法的基本理论。

当神经轴突受损时，可见到神经细胞会生出新的轴突或树状突起，去甲肾上腺素分泌增加，出现传递的促通现象。经常受刺激的神经，其纤维的髓鞘化作用加强，递质释放和突触电位均增加，神经突触的效率与使用的频率成正比，即使用得越多，效率越高。所以重复的刺激是必不可少的。

可见外周刺激和感觉反馈在促进功能恢复和协助个体适应环境生存中，起到非常重要的作用。作业疗法治疗师就是根据残疾者障碍的程度，设计适合的作业训练内容。包括环境的改造和解决生活中的具体困难。使患者能逐渐掌握与自己身体相适应的新的作业内容及习惯，培养新的兴趣，树立新的人生目标及价值观，逐渐适应新的社会角色，为生命带来新的意义。

第二节　小儿脑瘫的作业疗法

脑瘫患儿的作业疗法，主要是通过专业化的训练、游戏、文娱活动、集体活动等来促进感觉、运动技巧的发展，提高语言、认知及日常生活能力。争取达到生活自理和接受正常教育或特殊教育，为将来参与社会活动、劳动和工作奠定基础。

小儿脑瘫的特点是机体尚处于发育阶段，所以作业疗法治疗师既要掌握患儿生活自理能力的训练方法，也要掌握促进运动功能正常发育的训练方法。治疗前首先要对孩子做一个全面的评价，重点了解以下内容：①患儿上肢运动功能、障碍的程度以及手的活动能力；②患儿的认知、综合能力，兴趣和爱好等；③患儿的心理活动；④患儿日常生活活动能力。根据评价的结果，设计符合患儿个体的作业活动，从基本能力开始训练，循序渐进、逐渐提高。训练中还要发挥患儿父母的作用，适当使用各种矫形及辅助器具及其玩具游戏等作为治疗手段。

一、促进运动功能发育的作业

根据上肢肢体功能障碍的程度、范围，有针对性地制定训练内容。以增大关节活动范围、增加肌力、提高肌肉的耐久性和运动的协调性以及手的精细活动能力为主，并在改善运动障碍的同时，还要促进正常运动功能的发育。

1. 根据患儿运动发育的水平，可设计不同体位的作业活动，有利于对运动发育的全面促进。如：

（1）仰卧位手的抓握训练：握手，手过中线，两手传递玩具，伸手抓握较远的玩具，可促进手眼协调及头的转动。

（2）俯卧位抬头上肢支撑训练：肘支撑、手支撑、四点支撑训练，三点支撑，可训练双上肢支撑力及头的稳定。

（3）侧卧位训练—手抓握：也可手支撑侧面坐，一手外旋、外展，手指伸开支撑体重，一手玩耍。

（4）坐位训练：治疗师位于患儿身后，两腿分开压在患儿分开的大腿上，做手的功能训练。两手抓握患儿双手上举、促进脊柱伸展，触摸患儿五官，并用语言教会患儿认识自己身体，也可在坐位矫正椅上训练。

（5）立位作业训练：患儿保持正常姿势立于作业台前，治疗师一面控制纠正立位姿势，一面指导患儿作业训练。也可用站立架辅助进行作业活动。

2. 侧重于上肢及手的功能训练

（1）砂板磨、拉锯、投接球、套圈、摇轮等。

（2）腕、指关节活动能力增强的训练，如：绘画、折纸、敲鼓、手指阶梯等。

（3）手指协调性和灵活性训练，如：泥塑、插棍、钉钉、对指训练，拧螺丝、弹琴、书法、镶嵌板、系扣、解扣等。

（4）手抓放物品训练：治疗师将患儿拇指外展、四指伸展、腕背屈活动后，将物品放入手中握住。然后叩击、扫刷手背伸肌腱，令手指打开，反复训练。可用手矫形器辅助，进行上述作业活动。

二、促进感知觉功能的作业

通过视、听、触及实体等本体感觉刺激，促进感觉运动功能的发展。儿童作业治疗的环境、设施应生活化、趣味化、颇具家庭氛围。利用玩具、集体活动等，充分调动患儿的兴趣和积极性，以提高患儿的注意力、记忆力、理解力以及思维认知能力。

1. 促进感知觉功能的发育　可利用治疗球、秋千、滑梯、平衡木、跳床、软垫、泥沙、橡皮泥、触摸等各种感知觉刺激，促进感知觉功能的发育。

2. 促进手、眼协调功能　拼图、组装玩具等，可促进手、眼协调能力。

3. 促进深浅感觉的发育　跳绳、单腿跳、上下台阶、叩击、轻触摸等，可刺激深浅感觉的发育。

4. 促进视知觉的发育　看镜子，玩彩色玩具可促进视知觉发育。

5. 促进听觉的发育　玩音响玩具、听音乐、发声训练，可促进听觉发育。

6. 促进心理的正常发育　通过玩玩具、听音乐、交谈等，让患儿主动参与，指导家长与患儿共同完成作业，通过作业的完成来增强信心，调整情绪，可促进患儿心理的正常发育。

三、日常生活活动能力训练

日常生活活动（ADL）是指人类为了独立生活而每天必须反复进行的最基本的、具有共同性的动作和活动，即进行衣、食、住、行及个人卫生（穿衣、进食、洗漱、大小便）等基本动作以及与人交往，参与社会活动等。是人生存的最基本要求，也是脑瘫患儿功能训练的最低目标，所以日常生活活动能力的训练是作业治疗的重点。重症患者可配合各种矫形器具及辅助器具来补偿功能的不足，或利用新的方式完成日常生活和劳动。

（一）吞咽动作训练

1. 促进口腔肌肉的协调运动　口唇的开合、下颌和舌的运动以及呼吸、咳嗽、构音等训练，可促进口腔肌肉的协调运动。

2. 吞咽功能锻炼　以冰冷物或棉签等刺激吞咽反射。吞咽食物要循序渐进，从糊状逐渐半流食，再到正常。要求一口一口咀嚼、吞咽，少量开始不易过快。

（二）摄食动作训练

1. 摄食体位　控制头部（略低），躯干稍前倾，上肢对称，下肢屈髋、屈膝的稳定坐位。

2. 手眼协调能力和手的抓握能力训练　可使用自助餐具，匙柄加大或加尼龙套圈等。

（三）洗漱动作训练

1. 上肢功能训练　促进肩、肘关节活动。

2. 自助用具及辅助装置的使用　①擦手：毛巾可套在水龙头上，便于一手拧干和擦拭；②刷牙：将牙刷柄加大加长，或加尼龙搭扣圈，套在手掌上；③刷手：将带吸盘的洗手刷吸附在水盆壁上，手在刷子上刷洗即可；④梳头：使用长柄或弯柄梳梳头；⑤洗澡：小婴儿需他人帮助完成。痉挛型患儿应取俯卧位，水温适宜，最好盆浴。手足徐动型应取坐位，躯干用安全带固定。弛缓型可选用淋浴床，支持身体完成洗浴动作。

（四）穿衣训练

1. 改造衣裤　上衣用拉链或尼龙扣。裤子不用腰带，用松紧带，鞋不系带。

2. 穿上衣　先穿功能差的一侧，脱衣先脱功能好的一侧。

（五）如厕

首先训练患儿的控制能力和需帮助时的表达能力（语言、表情、手势等），及时告知。然后选择合适的便盆，放在有保护和扶持的安全地方，髋膝关节屈曲，双下肢分开，身体略前倾的稳定坐位。

（六）书写动作训练

首先要调整好坐姿，用粗笔易握持。一手握笔，一手固定本，也可用磁力书写辅助器增加手的稳定性。先练画线，画好后，再练习画方块和圆形，写大字或电脑打字。也可持木棒或用能读音的打字机，对听力、语言都有良好作用。

四、各型脑瘫作业疗法要点

（一）痉挛型四肢瘫

1. 特点　四肢痉挛活动受限，易导致关节变形、挛缩。

2. 对策　①多做四肢伸展、脊柱回旋动作以及精细动作的辅助训练；②游戏中，要协助患儿完成各种游戏，使其获得自信；③多以抗重力姿势做游戏，让患儿体验习惯动作的各种姿势，避免上肢屈曲和握拳；④进餐中，要保持姿势稳定，尽量自己用勺子；⑤指导患儿自己穿衣及移动，逐渐获得经验。

（二）痉挛型偏瘫

1. 特点　患儿左右两侧运动和感觉功能不对称。

2. 对策　尽量活动患侧，保持对称的运动和感觉；游戏中，尽量让患侧在视野中活动，多练患手抓握，避免健侧过度活动；进餐时，患手放桌上；穿衣时，要先穿患侧；脱衣时，先脱健侧。

（三）痉挛型双瘫

1. 特点　下肢重、上肢轻，活动受限。

2. 对策　多做提高下肢功能的训练和手的游戏运动；多练习正常进餐和稳定姿势穿衣；可用诱发下肢活动的移动工具。如三轮车、电动车椅等。

（四）手足徐动型

1. 特点　头不稳定，不随意运动多，手、眼协调困难。

2. 对策　多做保持头正中位和对称姿势的活动；游戏中，玩具要放在正中线上；进餐时，可固定一只手，身体前倾位；一切活动都要保持头、上肢的对称性。

第十一章 脑瘫的语言障碍

第一节 语言障碍的概念

一、语言的概念

（一）定义

语言是人类相互交流思想和情报的有效手段，由于中枢神经系统的成熟和复杂的运动，把想到的和感觉到的事情，用社会公认的符号来表达，这就形成了语言。语言包括：口头语言（理解力、表达力）；书面语言（阅读能力、书写能力）；手势语言（手势、表情、姿势）。

（二）语言及言语概念的区别

1. 语言　是以语音或字型为物资外壳，以词汇为建筑材料，以语法为结构规律而形成的体系，也就是应用符号来达到交流的目的。

2. 言语　是人类运用语言材料和语言规则所进行的实际活动过程，是口语交流的机械部分，也就是用说话来表达和交流人的思想和感情。

语言是语言学研究的对象，而心理学则主要研究言语现象。离开了语言，就不会有言语活动，而语言又是在人类的言语活动中形成和发展起来的。

（三）语言形成的解剖生理学基础

1. 语言中枢　语言中枢位于大脑半球一侧，称为优势半球。其中感觉性中枢（wernik）位于大脑皮层颞上回后部（22 区），运动性语言中枢（broca）位于额下回后部（44 区）。书写中枢位于额中回后（8、9 区），阅读中枢位于角回（39 区）。

2. 言语语言形成的三个阶段（图 11-1）

（1）语言感受阶段（输入）：当声波信号传到听神经末梢（耳蜗毛细胞），通过听神经传到双侧脑干延髓的蜗神经核，经过上橄榄体、

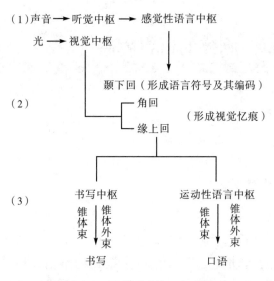

图 11-1 语言形成的三个阶段

中脑膝状体、丘脑到达颞叶外侧沟下壁的颞横回听觉中枢（41、42区），再通过胼胝体到达双侧大脑皮层的感觉性语言中枢。光线则通过视神经传到枕叶距状裂的视觉中枢（17区）。

（2）脑内形成阶段（综合）：声音通过听觉中枢到达感觉性语言中枢，在颞下回（37区）形成语意（语言符号及其编码），通过枕额束到达额下回后部的运动性语言中枢。而光线则通过视觉中枢到达角回（39区）及缘上回（40区），形成视觉忆痕，再通过弓状束到达额中回后部的书写中枢（8、9区）。

（3）语言表达阶段（输出）：运动性语言中枢通过锥体束、锥体外束支配构音器官（口唇、舌、下颌及喉），通过协调地运动形成口语。也可以手势、表情以及姿势来协助口语表达。书写中枢则通过锥体束及锥体外束，支配手、足等肌肉，完成书写功能。

（四）语言形成的条件

1. 中枢神经系统发育正常 脑功能正常是语言形成的基础。语言中枢控制言语有关的随意运动，小脑也参与此活动。脑干核团是神经传出的最后通路。上述各环节损伤均会造成语言发育迟缓和构音异常。

2. 听、视觉及发音器官功能正常 听觉功能正常是学习语言的必备条件，视觉帮助听理解。而发音器官运动功能正常是正确构音的基础。

3. 丰富的语言环境刺激 安定的环境，充分的游戏，相应的知觉刺激，适当的集团活动以及摄食运动和呼吸协调运动等都是促进语言发育的有利因素。

二、语言障碍的概念

（一）定义

语言障碍是指通过口语，书面等形式来表达个人思想、感情、意见的能力出现缺陷，表现为听、说、读、写四个方面的各功能环节单独受损或两个以上环节共同受损。正常的语言有赖于感觉、运动功能的相互协调、语言符号的联系以及习惯句子模式的产生，当与这些有关的脑组织受损时，就会出现相应的语言障碍。

（二）语言障碍常见类型

1. 小儿语言发育迟缓 是指语言发育没有达到发育年龄应有的水平。正常的语言发育大约 10 个月会发爸、妈音，8~9 个月会表示"再见"，1 岁半会说简单词。如果 6 个月对周围人的发音不引起注意，1~1.5 岁不学语，2~2.5 岁不会说 2 个字话，或 1 岁左右能简单说 2 个字，但以后一点都不说，都提示有语言发育迟缓。常见于：智能发育迟滞，自闭症，构音障碍，脑损伤以及不良的语言环境等。

2. 失语症 是指语言获得后，由于脑血管病或颅脑损伤，破坏了大脑半球的语言中枢所产生的语言障碍。可表现为运动性失语、感觉性失语、完成性失语、命名性失语、传导性失语及混合性失语等。

3. 构音障碍 是指构音器官疾病或功能障碍以及不流畅而造成的构音不清。

（1）运动性构音障碍：是由于神经肌肉病变引起的构音器官运动障碍而导致的发音及构音不清。如小儿脑瘫、脑血管病等。

（2）器质性构音障碍：构音器官不存在运动障碍，但由于形态异常而造成的构音不清。如腭裂。

（3）功能性构音障碍：构音器官不存在任何障碍和形态异常，但发音存在异常。如语言环境不利造成的异常发音，训练后可以完全正常，预后最好。

（4）发声障碍：是由于产生声源和呼吸的喉头存在器质或功能性异常。如喉癌、喉返神经麻痹等。

（5）口吃：构音和发声不存在异常，但重复前面的单字，不能流畅地讲话。

三、小儿脑瘫的语言障碍

小儿脑瘫语言障碍是由于脑发育过程中受到损伤造成的并发症，占脑瘫的 70%~75%，轻重不一，表现复杂。

（一）常见类型

1. 运动性构音障碍　是由于脑损伤导致的与语言活动有关的肌肉麻痹和运动的不协调，多表现为呼吸、发音、构音及韵律等异常。

2. 语言发育迟缓　语言功能是认知功能的一部分，脑瘫儿中约 80% 合并智能发育迟滞，语言的理解及表达能力均低下，表现为语言发育迟缓，水平低。

（二）脑瘫儿语言障碍的影响因素

1. 脑损伤造成的运动障碍，阻碍了言语功能的发育。

2. 周围环境的言语，非言语的刺激不足以及自发的感觉和运动经验的缺乏，影响了语言概念的形成，导致语言发育迟缓。

3. 与人接触的机会和内容受限，学习机会少。

4. 脑瘫儿常伴有智力低下、听视觉障碍、行为异常及痉挛发作等，均会影响语言的正常发育。

第二节　语言障碍的评价

语言障碍是康复医学的一大方面，与运动障碍一样，治疗前也需进行全面评价。根据评定的结果，制定长期目标、短期目标及具体训练计划。训练中根据患儿的反应及进展情况，不断修正和调整训练内容。

评价时要求环境安静、无干扰，室内布置要引起孩子兴趣，不哭闹。在自由玩耍中观察孩子的反应及表达方式。

一、全身状态

1. 观察患儿全身的异常姿势和运动模式。

2. 观察患儿有无呼吸困难、咳嗽（呛咳）、流涎以及吞咽困难等。

3. 观察颜面（双唇、舌、下颌、咽部、软腭、喉等）在静态和随意运动时的状态　如：部位、形态、程度、性质、速度、运动范围以及力的大小等。

4. 倾听说话时的发声特征（声音高低、沙哑、语调、鼻音等）。

5. 观察手的动作　对物品（积木、剪刀、扣、帽子等）的处理方法以及动作模仿、书写、绘画能力等。

二、言语症状

1. 理解能力

（1）对事物、动作的理解：对事物的认识如：球、积木、剪刀、鞋、钥匙等。观察手模、玩耍的方式，视线的移动，动作的模仿及相应的反应。

（2）对事物分类的理解，如：动物、食物、交通工具，日常工具、颜色、大小、形状的分类等。

（3）对语言的理解：①对单词的理解，如动物、食物、交通工具、颜色、大小、身体名称、位置关系、动作等相应的言语理解以及图片理解；②对句子的理解，如动物与动物、动作与动作、大小与事物，颜色与事物关系的理解等。

2. 表达能力

（1）说话能力：不能，单词（幼儿声、成人声）、句子、词量、文法正确否，自发语、复述能力，以及是、不是的表达方式。

（2）可懂度：听不懂、难懂、能听懂（发声、构音、频率、音质或其他）、可懂。

（3）声音的质：沙哑、努力声、弱声、大小、高低等。

（4）流畅度：速度（快、慢），音节延长以及语调。

（5）构音状态：单音节（复述或音读）、双音节、文章、会话及错误发音（歪音、省略音、转换音、一贯性）等。

（6）构音水平：句子水平以及画面的描述等。

3. 发声器官的运动功能

（1）发声：①观察生理性发声（哭、笑、咳嗽）的持续时间及量；②声音的模仿：单音节（b、p、m、f）双音节（ma、ba），复述（单词、单句等）以及唱歌（能、气不够、不能）。

（2）呼吸：安静状态下呼吸形式（胸式、腹式），口鼻是否分离，吸气保持以及呼气持续的时间（吹离开口唇的东西）。

4. 视、听、触觉检查

（1）听觉：观察对声音的反应（社会音响），语音的辨别（类似的声音、单词等）以及纯音测听检查。

（2）视觉：观察对事物、字型的辨别以及视知觉检查。

（3）触觉：触摸物体、分析形状、质量等。

5. 交流状况

（1）打招呼、寒暄等反应：观察反应，能否接受、无理或头转向一侧。

（2）对视检查：视线接触时，能否对视，督促后对视或者不能。

（3）注意力检查：令其模仿别人行动，观察其注意力是否集中。

（4）对问题的反应：根据患儿智能情况，提出问题，观察其反应。

（5）感情起伏状况：高兴或哭闹时的变化。

（6）交友状态：高兴地玩耍或完全不能。

（7）对周围人的反应：初见面时的行为方式以及安定的条件。

（8）生育史：了解孕产史、运动发育史、语言发育史及其治疗经过和母子关系等，对制定训练计划及预后推测均有帮助。

第三节　语言障碍的训练

为了防止语言障碍的发生和加重，脑瘫患儿均应进行语言功能评价。在评价的基础上，配合肢体运动功能的训练，尽早地采取相应的对策。因为语言的理解力和表达力的发育出生后就开始了，训练越早效果越好。

一、语言训练的条件和程序

1. 训练环境　安静、避免噪音，室内明亮，温度要适宜。

2. 训练用具　录音机、录音带、镜子、秒表、舌压板、单词卡、图片、短语、短文卡、动物画卡、情景画卡，纸、笔等。实物玩具：动物、衣物、蔬菜、水果、交通工具、日常生活用具等。

3. 程序　首先调整好患儿坐姿：双肩水平，头保持正中位，躯干直立。也可坐矫姿椅内或用毛巾等软物保持正确坐位。应与治疗师平视。以一对一训练为主，时间为 30~60 分钟，宜在上午进行。疗程一般为 3 个月。

二、小儿语言发育迟缓的训练

语言发育迟缓是指在发育过程中的儿童，其语言发育没有达到相应年龄的水平，但不包括听力障碍和构音障碍等。

语言的概念是伴随着机体运动功能的发育和感觉运动经验的积累而逐渐形成和提高的。脑瘫儿由于运动受限，接触环境刺激和自然发声的机会减少，特别是全身过紧张及颈部、脊柱的伸展欠佳，影响了呼吸及发音器官的功能，所以训练前首先要利用反射性抑制肢位，减轻全身的肌紧张。

（一）听理解训练，促进概念形成

适当的音声、言语、表情、手势单独或综合地给予视觉、听觉、肌肉运动感觉、触觉以及嗅觉、味觉等的丰富刺激，在脑瘫儿概念的形成上是不可缺少的。

1. 让孩子注意事物的颜色、大小、形状数量、位置、活动、出现和消失等。可以附加语言，让孩子摸、比较，从差别显著的物体开始，慢慢提高对细小物体的注意力。2 个以上物品的比较，多给予选择的机会，对培养自主能力有帮助。

2. 脑瘫儿由于身体发育落后，自主运动经验缺乏，因此对身体各部位及各种动作的概念形成也落后。所以可令其舔自己的手指，用手摸物体和自己身体、照镜子，对口腔内外、颜面附近有节奏的快乐地触觉刺激等，对饮食和构音训练都十分有利。训练中可附加语言，表情丰富的交流，在构音技巧和概念形成上有促进作用。

3. 社会音响刺激　在听的过程中，诱发患儿模仿，育儿者耐心倾听，等待患儿反应。在游戏中，观察患儿反应，可早期发现听力缺陷儿。

4. 在正常呼吸模式的基础上，进行吹的游戏　如：喇叭、笛子、吸管、纸等，也可在玻璃上吹冷热气，喝粥、抽鼻涕、吸管吸水，擤鼻涕、嗽口等，对改善鼻咽腔闭锁，促进口、鼻呼吸的分离，呼气时唇、颌的协调运动以及在无声辅音（f、s、h）的发音上都有很好的促进作用。

5. 户外游戏　尽量多和邻居孩子一起玩耍，改造游戏玩具，用适合脑瘫儿的器械。多和家族外的大人、孩子接触，交流经验，能够减轻脑瘫儿在陌生场面的过度紧张。

6. 利用上述多种生活场面的画片，育儿者和孩子愉快地交谈，促进患儿对画片的关心，反复阅读，使记号指示内容高层次化，对提高谈话模式及内容都有很好的作用。

7. 进食中通过食物，给予视觉的、味觉的、触觉的（硬、软、形状）、听觉的刺激，可间接地促进咀嚼运动的发育，对构音有帮助。

上述训练中，要注意人和事物的位置要适宜，避免诱发紧张性反射。注意给予与脑瘫儿发育相适应的言语、非言语刺激，细心观察患儿反应，哪怕是轻微反应，都是可喜的收获，即便无反应，也要继续努力。

（二）促进对人和环境的交流能力

幼儿育儿者在各种育儿活动中，微笑、快乐的语言、动作等，都可激发幼儿的微笑、自然发声及全身活泼运动。对此再给予反应，反复进行。随着小儿运动和智能的发育，场面和人物的增加，可使幼儿大脑记号、表现力及对人和环境的交流技能进一步发育，相应的表情，手势及声音等表达方式也会陆续增加。

脑瘫儿由于伴有不随意活动，发声困难，经常不引起别人注意。育儿者应细心观察，对患儿的一点点努力，都要有丰富的表情，给予与孩子水平相适应的回答。为培养向他人表示要求和对接触到的物体或语言自主选择的能力，应教会患儿"谢谢""是、不是"以及对人称呼的各种表达方式。对发音语调有错误的孩子，要创造更多的会话场面和多样的话题，及时纠正并给予正确的发音、模仿的机会。

（三）言语符号发育的促进

正常儿随着智能、运动功能的发育，对周围人、事物、语言的符号和概念，是按照一定规律逐渐形成的。脑瘫儿也应按照言语记号的发育顺序来促进。即首先认识周围的人和物，让其操作，理解人、物及操作之间的关系。然后把人、物与画片结合起来进行分类（大小、上下、颜色、用途等）。因为语言能力是由说而提高的，要提供更多的说话机会，设定场面，诱导孩子模仿。对操作困难的孩子，努力抑制肌紧张，确定有利姿势或采用代用手段进行训练。

（四）语言表达能力（说话）的促进

在口语表达方面、呼吸、发声、构音及鼻腔闭锁等各部位的协调运动是发声的必备条件。而正常的呼吸运动又必须在头稳定、躯干及头、肩的独立运动发育的基础上才有可能。因为颈部的动摇和躯干的过紧张都会妨碍喉头的调节和圆滑的发音，可见脑瘫早期运动功能训练也是对语言发育的促进。

三、构音障碍的训练

构音障碍是指参与构音的器官（肺、声带、软腭、舌、下颌、口唇等），由于肌肉的麻痹、收缩力减弱及运动不协调等导致的言语障碍。所以训练前要对构音器官进行全面的检查评价，根据评定结果，决定从哪部位开始由易到难地进行训练。

（一）呼吸、发声的促进

呼吸是构音的动力，只有在声门下形成一定的压力，才能产生理想的发声和构音。喉头调节声带运动，把呼气变成声音的音源。声带的紧张度决定了声音的强弱、高低。构音运动器官将持续的呼气和喉头发出的声音由唇、上腭、下颌及舌的复杂协调地运动，构成了多种语音。可见深而快的吸气，吸气和呼气的持续以及呼气时协调的发音，是正常说话的基本条件。脑瘫儿呼吸时胸腹部运动不协调，咽部过紧张以及胸廓变形等均影响正常的呼吸运动。常出现哭声异常，哭声过细、发声量减少，紧张性气息声、鼻音以及速度、节律、韵律、高低强弱的变异，甚至发声前呼气，想发发不出声等。

1. 促进正常的呼吸模式建立

（1）胸腹式呼吸协调训练：为防止胸廓变形，可利用束带服饰、戴特殊的面罩，诱发20次/分的生理性深呼吸。在呼气的瞬间，给予相应的胸腹部刺激，促进深的呼气运动，并使其发出叹息声，另外增加腹肌力量的运动，如仰卧起坐等，也可增加呼吸功能。

（2）呼吸深度训练：仰卧位、屈髋、屈膝压迫腹部，然后迅速伸展下肢。深吸气，慢呼气等训练，如：吹口琴、吸管、吹肥皂泡等均有助于呼吸功能训练。

（3）口鼻分离呼吸训练：分别堵住口或鼻，令鼻或口呼吸。

（4）促进发音及发音持续训练：深吸气后，呼气同时进行发音训练。游戏中多模仿发音。

2. 构音器官运动训练

（1）摄食训练：正常构音是由舌尖、口唇、软腭及舌的其他部位，快速而协调地运动产生的。与摄食时下颌、舌、口唇及软腭间的随意的协调运动相似，所以正常的摄食指导，可作为构音运动训练的一个手段。

对于发育迟缓的脑瘫儿，在降低全身肌紧张的前提下，先给予流食，入口后帮助患儿闭口，并在舌骨部加压，以促进咽下。然后逐渐过渡到固体物，让其咀嚼运动以及舔唇周及盘中的汤汁等。同时训练舌和唇的运动（舌操、唇操）。对牙齿、舌、软腭的刺激，可减少舌的突伸，对减少流涎有帮助。

（2）唇的运动训练：前突、后缩，小勺喂食物，令患儿用口唇摄入口中，双唇闭合夹住压舌板及吹球训练等。

（3）舌的运动训练：咀嚼、张口舔前齿，左右前后运动，舔棒棒糖及压舌板阻抗训练等，可配合舌操训练。

（4）下颌运动训练：张大口闭合训练，前后左右移动下颌训练，可用手指叩打下颌中央及下颌关节附近皮肤，使下颌上抬，口唇闭合，防止下颌突伸。

（5）软腭闭合训练：用力叹气发 a 音。也可用冰块、毛刷刺激软腭、舌及面部，来降低张力，促进闭合及舌运动。3~4 次/日，最好餐前，1~2分钟/次，有助于进餐。

3. 发声、构音训练

（1）发声训练：正常儿5~6岁即可掌握国语正常发音。脑瘫儿经过上述训练，在抑制紧张的前提下，选择适当姿势，给予听觉刺激的同时，在舌及关连部位进行直接刺激，即可发出喃喃音，也可利用玩具的声响刺激诱发患儿模仿，鼓励患儿发声。

（2）构音训练：在患儿发音训练的基础上，可进行构音训练。

①按其语言发音规律，首先练习发唇音（b、p、m、w）、舌齿音（t、d）、软腭音（k、g），进而发双音节（ma、ba、aba、bata）、单词、句子等。

②舌是构音的焦点，训练中注意控制其他器官的不随意运动，如下颌的前后左右运动及过度开口等。可带下颌辅助帽或用手帮助口唇及下颌采取适当位置，协调地配合舌的运动。坚持训练，逐渐建立自主的协调关系。

③舌的反馈装置：口内安装人口盖（内有601的电板），给予微弱的电流。当舌头运动接触到口盖，电板上有电流流动，出现伴有舌运动的电流的开、停变化，在记录纸上有连续的光点的点灭，称此为Dynamic palatong taphy。把舌头的形态变化、运动方向、范围、速度等各语音特有的接触现象的变化真实的表现出来。以此为基础，进行构音训练，模仿发音，自己来修正和判断，调节自己的发音，反复应用，直达目的。

（3）提供更多的说话场面：结合患儿水平，反复练习，逐渐提高。

（4）韵律训练：能用句子表达的孩子，可进行韵律训练，可用电子琴，单调训练器，声控玩具或节拍器等配合训练。

四、交流板的使用

无语言表达能力的患儿，可利用残余功能（肢体、头棒或目光等）来选择图板上的内容。训练随着水平的提高，及时调整和增加交流板上的内容，来达到与人交流的目的。

运动疗法实践 第三篇

第十二章 各型脑瘫的运动疗法

第一节 训练前准备

一、环境要求

训练室要安静、温暖、明亮、空气新鲜。墙壁可贴一些儿童喜欢的图片。地面铺软垫，安放必要的训练器材，如：Bobath 球、圆滚、三角垫、梯背椅、站立架、小木箱、平衡板、平行杠等。备少量带音响的玩具，以配合训练调节患儿情绪。

二、训练前评价——首次评价

首次评价非常重要，根据首次评价的结果设定短期康复目标，并制定具体训练计划。由治疗师进行训练操作。根据训练效果，2~4 周进行中期评价。根据中期评价结果，进行修订或制定下一步训练计划，直到康复结束。

三、与患儿的沟通交流

训练开始前应与患儿做片刻交流，哄逗，让患儿熟悉你，接纳你。然后用手轻轻触摸患儿，使其消除紧张心理，缓解情绪。如：双下肢痉挛的患儿，可取仰卧位，缓慢屈伸双下肢或双手握膝部慢慢屈膝、屈髋，外旋外展、伸展双下肢。四肢紧张的患儿，可改变体位，双手分别按肩及腰部轻轻推拉晃动，来降低肌紧张。然后再根据患儿的不同类型及障碍程度进行针对性的抑制和促通训练。

第二节 痉挛型偏瘫的训练

一、训练要点

（一）抑制

患侧上肢内收，屈肘、屈腕、屈指、拇指内收；患侧下肢屈髋、膝反张，足跖屈、内翻以及肩胛骨、骨盆带后缩、躯干短缩等异常姿势。

（二）促通

患侧上下肢的支撑和手的抓握功能。掌握正确步行方法。避免过度使用健侧，促进患侧上下肢的活动。

二、常用的训练手法

（一）促进对称性发育

仰卧位调整患儿头正中，身体摆正。治疗师位于患儿头侧，双手扶肩并带动两肩胛带向前，尽量使患儿两手掌相对合于胸前，令双下肢踢蹬。注意避免骨盆扭转。可抑制肩后撤、前臂旋前，促进患侧下肢的屈伸运动和促进对称性发育（图 12-1）。

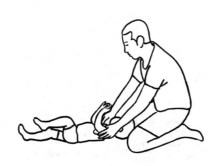

图 12-1 促进对称性发育

（二）"双桥"运动训练

令患儿仰卧位屈髋，屈膝、双足底着床。治疗师一手控制双踝（注意抑制患侧足跖屈），一手按双膝，令患儿骨盆上抬，此为"双桥"运动。"双桥"运动完成后可做"单桥"训练，即患足着床，健肢放在患肢大腿上，做骨盆上抬运动。然后也可健侧下肢足底着床，患侧下肢屈膝放在健侧膝关节上，令患儿双眼注视患足做主动背屈训练。此方法可抑制患足跖屈及骨盆前倾，促进患侧髋关节伸展（图 12-2）。

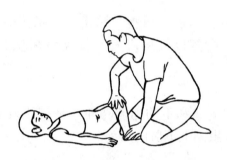

图 12-2 "双桥"运动训练

（三）躯干伸展、回旋训练

患儿取患侧在上的侧卧位，治疗师一手扶肩，一手扶髋，在分别抑制肩胛带和骨盆带后退的基础上，向躯干上、下（头、足）或前、后相反方向用力推拉，使患侧躯干伸展。此手法可缓解患侧躯干肌痉挛、促进体干回旋和肩胛带、骨盆带的活动性（图 12-3）。

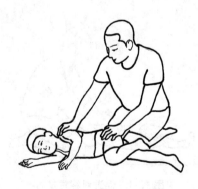

图 12-3 躯干伸展、回旋训练

（四）单臂支撑训练

患儿取仰卧位，治疗师位于患儿足侧，一手将患侧上肢固定于与躯干成45°角的位置，手指分开外旋位手掌着床。另一手握另一侧上肢（内收45°方向）将患儿慢慢拉起，先以患肘支撑，再拉到以患手支撑的侧坐位。此时治疗师一手按住患手呈单臂支撑的姿势，然后另一手握健侧上肢向后慢慢用力推回到肘支撑及仰卧位。如此反复进行，可抑制患侧上肢内收、屈肘、前臂旋前及屈腕、手指屈曲等异常姿势，增加患侧上肢的支撑能力（图12-4）。

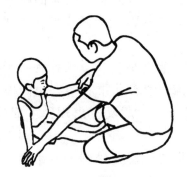

图12-4　单臂支撑训练

（五）肘、手支撑训练

令患儿俯卧位双肘支撑，治疗师叩击患侧肩胛带，以促进患侧抗重力肌伸展（图12-5a）。肘支撑完成后，逐渐过渡到双手支撑，注意

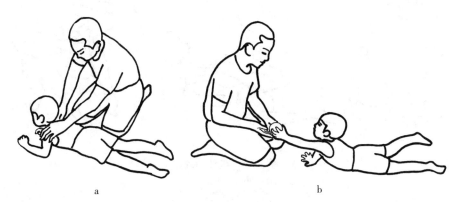

　　a　　　　　　　　　　　　　　　　　　b

图12-5　肘、手支撑训练

纠正患肢手掌呈外旋位。稳定后可进行抬健侧上肢取物或上举训练（图 12-5b）。此方法可抑制患侧上肢屈曲，前臂旋前，增加患侧上肢的支撑力。

（六）坐位训练

1. 反射性抑制肢位训练　患儿与治疗师面对面坐位，治疗师拉患儿双上肢伸直向后轻推，使患儿重心移到患侧坐骨结节上，然后使患侧上肢伸直、外展、手指分开，腕背屈、外旋位平放于床上。此时可用一手扶持肘关节保持伸展位，另手扶对侧肩来控制重心保持在患侧，此为上肢反射性抑制肢位。可抑制上肢屈曲痉挛。稳定后可向患侧慢慢轻推躯干，诱发出头的调整反应及患侧上肢的进一步伸展（图 12-6a）。

2. 坐位平衡训练　患儿取坐位，治疗师一手握住患儿双足，一手握住患儿双手向后轻推，使患儿重心落到患侧坐骨结节上，反复持续操作，直到出现头前屈，平衡反应出现，可促进坐位平衡反射建立（图 12-6b）。

3. 坐位体干回旋训练　患儿坐圆滚或小凳上，治疗师控制双下肢外展，外旋，足跟着地，令患儿患手去碰治疗师的手或做侧方套圈、插木棍游戏，可促进脊柱回旋及患侧上肢伸展（图 12-6c）。

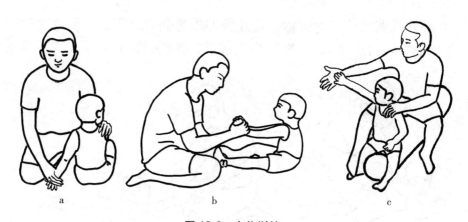

a　　　　　　　　b　　　　　　　　c

图 12-6　坐位训练

（七）四点支撑训练

令患儿俯卧位四点支撑，治疗师双手压迫患儿双肩，并进行重心向患肢移动的训练，当患侧上肢可支撑时，双手移向患儿骨盆两侧同样做下压和重心移动训练。当患儿四点支撑完成，健侧上肢可以上抬时，即可进行四爬训练（图 12-7）。

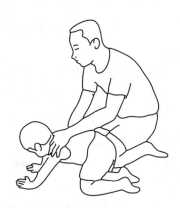

图 12-7　四点支撑训练

（八）膝立位训练

令患儿双膝立位，治疗师位于其后，双手扶持骨盆向下压迫，并进行左右重心移动，当重心移到患侧下肢时，抬起健侧下肢屈髋、屈膝、足底着床呈单膝跪立，使患侧下肢体会到负重的感觉。如此反复进行可促进患侧下肢的支撑能力及髋关节的伸展（图 12-8）。

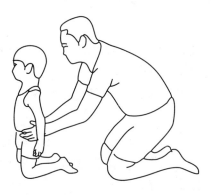

图 12-8　膝立位训练

（九）立位训练

1. **重心移动训练** 令患儿双上肢伸直扶墙或肋木，双脚足跟着地外旋位站立。治疗师位于身后双手扶持骨盆，将重心移到患侧下肢，在抑制患侧骨盆后旋的同时向下压迫，使患肢负重，然后反复做重心移动训练。当患肢可以支撑体重时，治疗师可抬起健侧小腿，使患侧下肢持重，也可进一步做蹲起训练。此方法可抑制足背屈和患侧骨盆旋后，促进髋关节伸展、立位重心转移及增加患侧下肢的支撑力，为步行做准备（图12-9a）。

2. **患肢负重训练** 令患儿站立，健肢放一小木箱上，使患肢负重。治疗师位于身后，双手扶持骨盆两侧。用拇指抵住患侧臀部，纠正其后旋，使髋关节伸展。同时抑制患侧膝反张及足跖屈（图12-9b）。也可令患儿重心移向患侧下肢，健足下踩一圆滚，前后慢慢滚动。此方法可增加患侧下肢的支撑力，促进立位重心转移及立位平衡的建立。

3. **下肢协同运动训练** 当立位重心移动完成后，可做体干回旋训练，促进脊柱、骨盆分离。也可在治疗师的保护下，立位从小木箱上跳下训练，诱发双侧肢体的协调运动（图12-9c）。

4. **增加患肢撑力训练** 令患儿双手扶椅背或肋木，做上、下小木箱训练（患肢先上后下）。治疗师注意纠正患侧异常姿势出现。此方法可提高患侧下肢的支撑力及立位的重心转移（图12-9d）。

（十）步行训练

1. 令患儿站立，治疗师于后方扶持患儿骨盆两侧，拇指抵住臀部，抑制髋关节屈曲及骨盆前倾和患侧后旋。然后协助患儿做重心移动和迈步训练（图12-10a）。

2. 令患儿站立，治疗师站在患儿患侧，一手牵拉患侧上肢外旋、外展位上举，另一手把住患侧骨盆，向前下方施压，使患侧下肢充分持重，然后引导步行。可抑制上、下肢异常姿势及骨盆前倾、患侧后旋，促进重心转移（图12-10b）。

3. **行走训练** 能独立步行的患儿，可训练走直线，促进立位平衡的建立（图12-10c）。膝反张患儿，令其做足跟着地退着走的训练，可使膝关节屈曲，抑制膝反张。

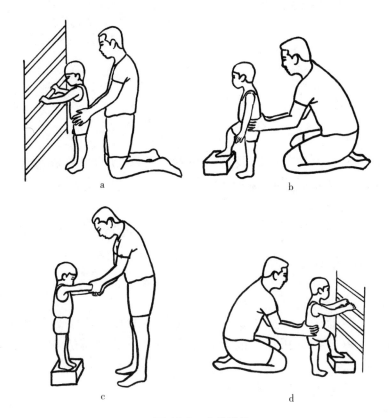

图 12-9　立位训练

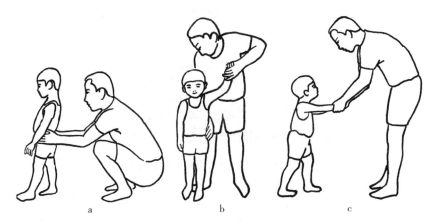

图 12-10　步行训练

第三节 痉挛型双瘫的训练

一、训练要点

（一）抑制

双侧髋关节内收、内旋及过度屈曲；膝关节的屈曲或过伸，以及踝关节跖屈、足内翻等伸肌痉挛模式。

（二）促通

腰腹肌的紧张度、两下肢的支撑能力和重心转移能力。

二、常用的训练手法

（一）抑制下肢内收、内旋训练

患儿取仰卧位，令双下肢外展、伸展。治疗师双手握住患儿骨盆两侧髂前上棘处上下扭动，以诱发躯干和骨盆的回旋运动。然后双手握患儿双膝做双下肢屈曲、外旋外展运动，可扩大股角，抑制双下肢内收、内旋及伸肌痉挛模式（图 12-11）。

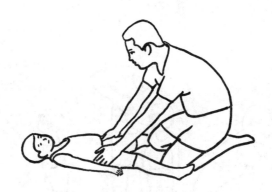

图 12-11 抑制下肢内收、内旋训练

（二）扩大股角训练

令患儿仰卧位，双下肢外展、伸展。治疗师坐于双膝之间，一大腿压在患儿一侧下肢上，然后用对侧手握住患儿对侧足底，另一手扶膝关节处，做该下肢屈曲、内收、外旋、外展、伸展动作。双下肢交替进行。此手法可有效地抑制髋关节内收、内旋，加大下肢关节活动度，扩大股角，降低双下肢肌张力，改善下肢的可动性。在股角扩大的基础上，治疗师可用双腿分别固定患儿最大外展位的双下肢，双手于患儿腰后交叉叩住，向上方牵拉患儿成坐位，可促进骨盆前倾和脊柱伸展（图 12-12）。

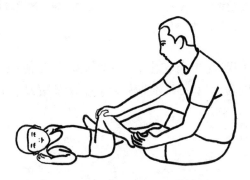

图 12-12 扩大股角训练

（三）搭桥训练

令患儿仰卧位双下肢屈曲，足跟着床，双上肢上举。治疗师位于足侧，用双肘对其双膝施压，保持足背屈。然后双手握住骨盆两侧将臀部抬起（逐渐由被动变主动训练），使髋关节伸展、骨盆后倾。此手法可抑制髋关节周围肌肉痉挛，促进臀、腹肌共同收缩，增加腰腹肌力量，促进脊柱、骨盆分离（图 12-13）。

（四）髋关节外旋、外展训练

令患儿仰卧于圆滚的长轴上，双下肢屈膝骑跨于圆滚上，双足着地。治疗师跪于足侧，双手扶持患儿骨盆，并屈时用前臂控制患儿大腿，保持髋关节外旋、外展位。然后使圆滚慢慢左右滚动，在诱发患儿双上肢伸展的同时，双手调整骨盆上下移动，诱发两侧躯干的活动，此方法可促进髋关节外旋、外展及躯干、骨盆的活动性（图 12-14）。

（五）脊柱、髋关节伸展训练

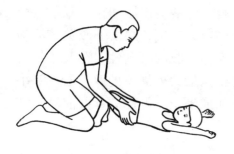

图 12-13　搭桥训练

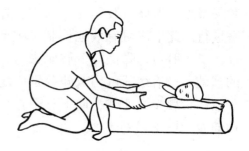

图 12-14　髋关节外旋、外展训练

　　令患儿俯卧于圆滚的横轴上，治疗师双手握住患儿双踝部，在抑制髋关节内收、内旋后上提，使圆滚前后慢慢滚动，可促进脊柱和髋关节伸展（图 12-15）。

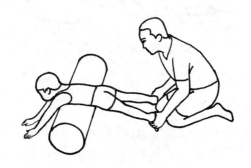

图 12-15　脊柱、髋关节伸展训练

（六）四爬位训练

　　令患儿俯卧位双手支撑，治疗师双手握住双髋部上提，使髋关节屈曲成四爬位。然后双手移向臀部按压，并推动骨盆前后慢慢移动，使髋关节充分屈曲和伸展。此方法可增加双下肢支撑力，促进脊柱、骨盆分离，为四爬做准备（图 12-16）。

（七）膝伸展训练

　　令患儿俯卧位，一侧膝关节屈曲成90°，治疗师一手握足底前部下

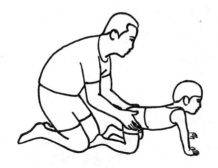

图 12-16 四爬位训练

压，一手半握拳叩击足跟，然后同样手法做另侧。可增加胫前肌张力及膝关节周围肌群的协同收缩，抑制足跖屈、内翻和促进小腿伸展（图 12-17）。

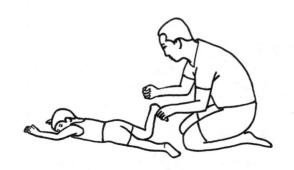

图 12-17 膝伸展训练

（八）长坐位训练

将圆滚前方垫高（约与地面成 45°角），患儿骑跨在圆滚上，双上肢伸展，双手扶圆滚上。治疗师位于其后方，双手握住患儿双膝使下肢外旋、足跟着地。然后用肩顶住患儿臀部，使其脊柱和髋关节伸展，同时令患儿双手在圆滚上移动。注意向前移动时，抑制双膝屈曲痉挛；向后移动时，抑制其内收、内旋，痉挛及尖足出现。当骨盆活动改善后，让患儿抬一上肢取物，促进脊柱回旋，双上肢交替进行。此时治疗师注意保持膝、肘伸展，双下肢外展、外旋及脊柱伸展姿势。能较好完成上述动作后，治疗师用肩顶住患儿臀部，将其重心慢慢后移，逐渐下落成长坐位。可进行上肢的各种游戏活动和坐位体轴回旋训练等（图 12-18）。

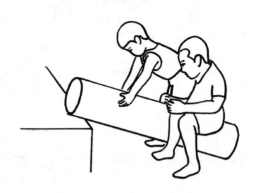

图 12-18　长坐位训练

（九）坐位平衡训练

令患儿骑跨于圆滚上，双足跟着地，治疗师坐于身后，双足踩在患儿双足背上，双手扶患儿双膝并给予一定压力，抑制其尖足。然后，使圆滚左右慢慢滚动，可促进坐位平衡建立。也可令患儿做起立训练，当患儿站起时，双手控制双膝防止患儿下肢内收、内旋出现。当尖足被抑制，患儿可足跟着地后，治疗师可握患儿双手掌及腕部做外旋、外展、上举及体轴回旋运动，可促进脊柱伸展及坐位平衡建立（图 12-19）。

（十）跪立位训练

患儿取跪坐位，治疗师于身后双手扶持骨盆（抑制其前倾），令患儿跪立，并做两侧重心移动训练，可促进髋关节伸展，脊柱伸展及立位平衡建立。当跪位平衡完成后，可进行单腿跪立训练。治疗师协助一侧膝关节屈曲 90°，足跟着地，并按膝关节下压拉长跟腱，可抑制尖足和增加股四头肌肌力。两侧交替进行，完成后逐渐向立位转移（图 12-20）。

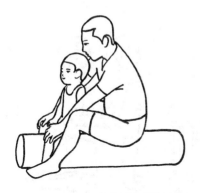

图 12-19　坐位平衡训练

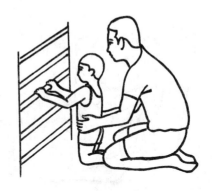

图 12-20　跪立位训练

（十一）立位训练

1. 立位平衡训练　将圆滚靠墙稍斜放，令患儿背靠圆滚站立。治疗师位于前面，双手控制患儿骨盆。并调整患儿脊柱、髋关节、膝关节呈对称伸展状态。站稳后，双手扶骨盆缓慢做重心移动训练，站稳后逐渐减少扶持，促进立位的自我调控。可促进脊柱和髋、膝关节伸展，以及立位平衡的建立（图 12-21a）。

2. 脊柱、髋关节伸展训练　令患儿背靠小桌站立，双上肢伸直前臂外旋、腕背屈、手指伸开向后支撑于桌面上，治疗师于身后控制双肩胛带，并调整脊柱及髋关节伸展，使重心落在足跟上。站稳后，做缓慢重心移动训练。可促进脊柱及髋关节伸展和立位平衡的建立（图 12-21b）。

3. 立位重心移动训练　令患儿站立，治疗师位于身后，双手控制骨盆及膝关节。令患儿上肢做外展及上举运动，可促进全身伸展。然后治疗师双手控制骨盆及两侧下按，并缓慢做重心移动训练。可进一步增加髋关节的抗重力伸展。完成上述动作后，令患儿双上肢后伸，治疗师用双手托住患儿腕背屈、外旋位的手掌，缓慢向上交替用力，使患儿双下肢交替持重，重心左右移动，为步行做准备（图 12-21c）。

（十二）步行训练

当患儿立位重心移动完成后，治疗师可在患儿前面，双手向上牵拉患儿前臂，抑制躯干前倾和髋关节屈曲，在全身伸展的状态下，引

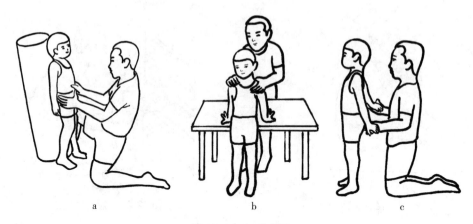

图 12-21　立位训练

导做前后迈步训练。逐渐减少扶持，使其独立步行（图 12-22a、图 12-22b）。治疗师也可位于患儿身后，双手向后下方牵拉患儿双上肢，使重心后移，步行训练。此方法可促进脊柱、髋关节伸展，纠正躯干前倾姿势。

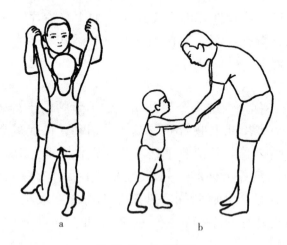

图 12-22　步行训练

第四节　痉挛型四肢瘫的训练

一、训练要点

（一）抑制

上肢屈曲、肩胛带前凸、前臂旋前；下肢髋关节内收内旋、骨盆前倾、膝关节屈曲或过伸、踝关节跖屈及脊柱过度弯曲等全身屈曲痉挛模式。

（二）促通

脊柱伸展、体轴回旋以及肩、髋关节外旋、外展、骨盆后倾等全身伸展模式。增加四肢关节活动度、促进抗重力肌伸展，以提高将来生活自理的能力。

二、常用的训练手法

可参考痉挛型双瘫和痉挛型偏瘫的训练手法，选择应用。

（一）年龄小的患儿

1. 抑制四肢肌紧张训练　患儿取仰卧位，治疗师双手握患儿小腿（或拇指抵住患儿足底，其余四指握足背）用力做两下肢交替屈伸运动。然后双手握患儿双膝，屈膝、屈髋做外旋、外展运动。可抑制髋关节内收、内旋，增加关节活动度，降低下肢肌张力。进一步一手握患儿小腿，一手做踝关节背屈训练，抑制踝跖屈。接下来治疗师用下肢控制患儿双下肢外旋外展位伸展。双手握患儿前臂伸展肘关节，做双上肢屈、伸及内收、外展活动。可抑制肩胛带前凸及肩上抬。然后一手扶上臂，一手握患儿手掌用示指顶住患儿外展位的拇指，做前臂外旋位的屈、伸训练。屈肘时按压患儿手掌使腕关节背屈，伸展时保持前臂外旋位手腕背屈。反复操作，可降低上肢肌张力，抑制前臂旋前及拇指内收（图12-23）。

2. 当四肢肌张力降低后，可做抬头、肘支撑、手支撑、单手支撑、四点支撑等促通训练。

（二）年龄较大的患儿

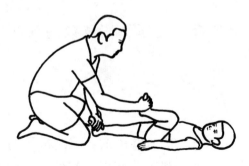

图 12-23 抑制四肢肌紧张训练

1. 促进脊柱伸展训练 令患儿坐于一长条凳一端，治疗师位于身后，双手经患儿腋前扶住双髋，并用双肘由前向后挤压患儿双肩，使肩胛带后退、上臂外展。同时用膝盖顶住患儿脊柱，保持伸展状态（图 12-24a）。上述手法控制后，治疗师骑跨于长条凳上，双手移到患儿腰部，一边伸展患儿脊柱，一边缓慢回旋脊柱呈半坐位（图 12-24b）。令患儿上肢充分伸展，并夹在治疗师腋下，抑制其屈曲、内收（图 12-24c）。治疗师进一步双手控制患儿前臂，外旋、伸展双上肢，并伸展脊柱，做重心移动训练（图 12-24d）。

2. 坐位平衡训练 当脊柱伸展控制后，治疗师在抬高伸展的一侧上肢和躯干的同时，将身体重心移到另一侧坐骨结节上。恢复正坐位后，再伸展抬高对侧上肢，将重心移向该侧坐骨结节。双侧交替进行，可促进坐位平衡建立（图 12-24e）。

3. 双上肢反射性抑制肢位 将伸展的双上肢外旋位，手指朝向后方，腕背屈支撑于长凳上（图 12-24f）。此时治疗师移向患儿侧方，一手控制双肩及双肘（图 12-24g），一手调整双下肢，保持外展，外旋、脊柱伸展、骨盆前倾的姿势（图 12-24h）。治疗师移坐于患儿后方，双手控制患儿双肩保持此姿势，并做前倾、后仰动作，来增加髋、膝、踝关节的活动性（图 12-24i）。

4. 脊柱、骨盆分离训练 坐稳后，可令患儿一上肢活动，引导其躯干扭转，促进脊柱、骨盆分离和上肢的活动性（图 12-24j）。

此训练方法可连续完成，也可根据病情重点选择应用。

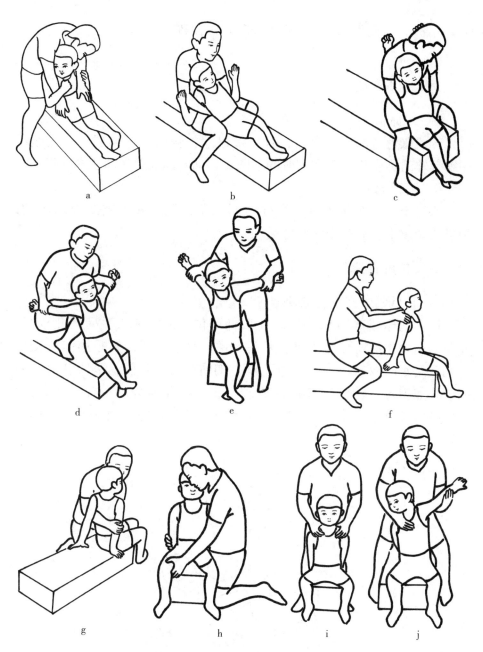

图 12-24　痉挛型四肢瘫的坐位训练

第五节　手足徐动型脑瘫的训练

一、训练要点

（一）抑制

伸肌张力过高，头背屈、肩胛带退缩，胸腰椎过伸展、一侧躯干短缩等非对称姿势，手和上肢的不随意运动及髋关节屈曲、内收等。

（二）促通

头稳定，肩胛带外展，脊柱前屈的调控能力及上肢的分离运动，促进头、躯干、肩胛带的对称活动。

二、常用的训练手法

（一）低紧张性手足徐动型

1. "抱球姿势" 训练　患儿取仰卧位，治疗师双手握患儿双膝，屈髋、屈膝并抬高臀部，使患儿头、颈、躯干前屈，然后用前胸抵住患儿双足底向双肩用力，令患儿双手胸前交叉或扶膝，呈四肢对称屈曲，状如抱球。治疗师控制双肩胛带，保持此姿势，左右晃动患儿。可抑制角弓反张、上肢后伸、下肢硬直、ATNR 等异常姿势（图 12-25）。

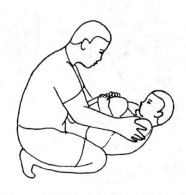

图 12-25　"抱球姿势" 训练

2. 肘支撑训练　令患儿俯卧于大球上，治疗师位于身后，双手握住患儿上臂，屈肘支撑于球上，将球前后、左右移动，促进抬头和肘支撑。可抑制手后伸及 ATNR 姿势。也可俯卧于圆滚或三角垫上训练抬头和肘支撑（图 12-26）。

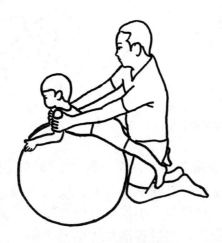

图 12-26　肘支撑训练

3. 坐位训练　令患儿骑坐在圆滚上，治疗师坐其身后，双手握住患儿双上肢使其双肩前屈。然后一手固定患儿双手，另一手在患儿胸前向后压迫，同时用胸部抵住患儿头部抑制其背屈，调整为正中位，抑制脊柱过伸展。也可轻按头部促进其稳定。然后左右缓慢移动患儿重心，促进平衡反射建立（图 12-27）。

4. 四爬位抗重力训练　可参考图 12-7 四爬位训练，但治疗师重点调控患儿双肩及双髋，保持躯干和四肢的对称姿势（图 12-28）。

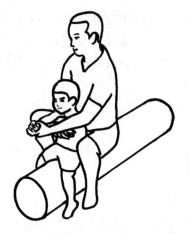

图 12-27 坐位平衡训练

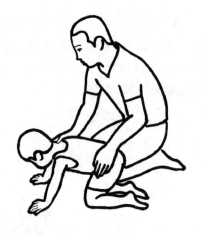

图 12-28 四爬位抗重力训练

5. 站立训练 令患儿站立，双上肢向前伸展，手握肋木。治疗师位于身后，双手调控头、肩胛带或骨盆，使头、颈、躯干保持在一条直线上，双足踏地。站稳后，小范围缓慢改变患儿重心，诱发其平衡反应，促进手把握能力。然后逐渐加大活动范围，并减少其支持。当站立稳定后，可进行原地踏步训练。治疗师随时纠正其异常姿势（图12-29）。

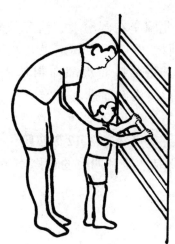

图 12-29 站立训练

6. 立位平衡训练　令患儿站立，治疗师双手放在患儿双肩或双髋上向下压迫，促进抗重力肌伸展，以增加立位的稳定性。然后让患儿双足一前一后，令重心前后移动，训练其前、后方平衡。进一步双上肢贴躯干两侧不动，做原地踏步训练。此时关键点应集中在控制双髋及骨盆上。治疗师也可在侧方双手分别放在离胸前和背后 2~3 厘米处，交替轻拍调整躯干正确立位姿势，做前后踏步训练。当立位平衡建立后，可加大步伐进行前后，侧方行走训练（图 12-30）。

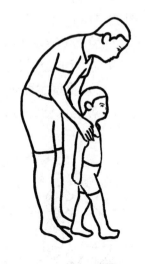

图 12-30　立位平衡训练

（二）中度手足徐动型的坐位训练（图 12-31）

1. 抑制肩胛带后退和脊柱的过伸展　令患儿坐于长条凳一端，双足着地。治疗师坐其后方，双手从患儿后方固定患儿骨盆和腹，用上臂向前抑制肩胛带后退，用胸抵住患儿枕部，防止颈及胸、腰椎过伸。同时调节头正中位及躯干的对称姿势，使其前屈（图 12-31a）。

2. 体轴回旋和抑制全身伸展模式　一手固定一侧骨盆，另一手扶患儿该侧上肢带动其躯干沿长轴向对侧旋转，伸长其缩短的一侧躯干，破坏全身伸展模式（图 12-31b）。

3. 抑制躯干短缩　进而令患儿双上肢举起，拉长短缩的躯干后，于前方支撑（图 12-31c、图 12-31d）。

4. 抑制脊柱的过伸展　此时治疗师在保持骨盆对称的情况下，站起移向前方，躯干前屈，用腹部保持患儿颈前屈，双手、双足支撑体重的姿势（图 12-31e、图 12-31f）。

5. 促进双下肢、双足负重　然后一手牵患儿双手使其上身前倾，另一手抵腹，让患儿练习双下肢负重（图 12-31g）。

6. 坐位平衡训练　双足持重稳定后，慢慢让患儿坐下，进行坐位平衡训练。始终要保持头正中，两侧对称姿势。在全身伸展模式被克服的情况下，可在前方放小桌，进行手的作业及呼吸、发音等训练。当训练结束患儿站起时，可能又会出现腰椎过伸，可再次进行抑制

（图 12-31h）。

7. 立位迈步训练　当以上训练成功后，患儿站起接近正常时，便可以从前方引导患儿进行迈步训练（图 12-31i）。

（三）重度紧张性手足徐动型（图 12-32）

1. 患儿取仰卧位，治疗师跪坐于足侧。用手下压骨盆处，伸展因

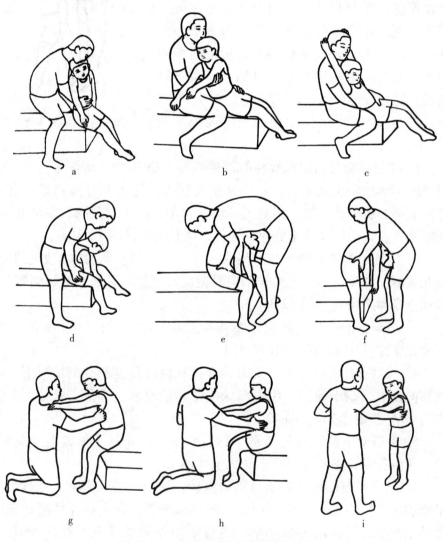

图 12-31　中度手足徐动型的坐位训练

痉挛而缩短的背伸肌。纠正骨盆及双下肢为对称姿势（图 12-32a）。

2. 进一步屈曲髋关节，牵拉缩短的一侧躯干，纠正骨盆的异常扭转（图 12-32b）。

3. 然后用手将骨盆及双下肢前屈，胸部抵住双足底，屈踝、屈膝、屈髋，使骨盆向后旋转，并使压力传向患儿双肩，然后治疗师双手扶骨盆两侧，带动肩胛带左右转动，抑制肩胛带后退（图 12-32c）。

4. 进一步，将患儿双上肢放于胸前，治疗师双手握肩胛带左右转动，使患儿头部保持正中位，抑制头背屈。再逐渐上抬肩胛带，令患儿头部主动做前屈运动。此时患儿双上肢于胸前交叉呈抱球姿势，伸肌痉挛被完全抑制（图 12-32d）。

5. 治疗师可一手控制其患儿双手，另一手慢慢帮助患儿双下肢伸展（图 12-32e）。然后再双手握患儿双手，保持一侧上肢屈曲向胸腹部压迫，一侧上肢伸展到对侧大腿上，可促进体轴回旋和头的调整反应。在保持坐位稳定姿势后，可进行作业或语言等其他训练（图 12-32f）。

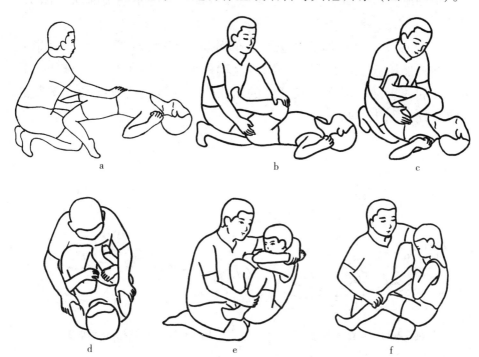

图 12-32　重度手足徐动型的训练

第六节　共济失调型脑瘫的训练

一、训练要点

共济失调型患儿多伴有全身肌张力低下和关节韧带松弛，所以多采用叩击、压迫、体重负荷等促通手法，来增加支撑力和平衡功能的建立。

二、常用的训练手法

（一）垫上训练

1. 头立直训练　患儿取仰卧位或于楔形垫上，治疗师双手握住患儿双肩，拇指抵在患儿胸部，使双肩旋内，可用示、中二指扶患儿后头，帮助患儿做头前屈运动。逐渐减少辅助，训练主动头前屈（图 12-33）。

2. 下肢交互运动训练　患儿取仰卧位，治疗师位于足侧，令患儿双下肢伸展抬起，治疗师双手握双足稍外旋位向髋关节方向施压，并做交互屈伸运动，可增加双下肢的肌张力，促进腹肌收缩及双下肢的分离运动（图 12-34）。

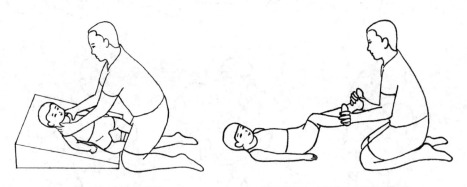

图 12-33　头立直训练　　　　图 12-34　下肢交互运动训练

3. 肘支撑、抬头训练 令患儿俯卧位肘支撑，治疗师双手交替叩击双肩，以增加上肢的支撑力。然后进行重心移动训练（图 12-35）。也可令一侧膝关节屈曲，治疗师一手扶持小腿，一手叩击足底，增加胫前肌张力（图 12-17）。进一步可做手支撑及四点支撑训练（图 12-16）。

（二）坐位训练

令患儿头立直、脊柱伸直、骨盆前倾坐位。治疗师双手扶骨盆慢慢进行重心移动，诱发患儿坐位平衡反应出现。也可让患儿用手取物或双手握木棒，治疗师慢慢移动木棒训练坐位平衡（图 12-36）。

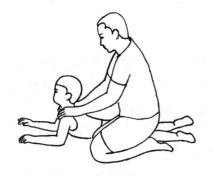
图 12-35 肘支撑、抬头训练

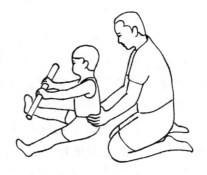
图 12-36 坐位训练

（三）立位训练

1. 令患儿手扶 Bobath 球，治疗师适当用力按压，用球的反张力来训练患儿保持姿势的能力。站稳后，可慢慢移动大球，促进立位平衡建立（图 12-37a）。

2. 令患儿手扶直立的木棒向下用力，以保持立位姿势，可促进立位平衡建立。进一步将木棒离地悬空，训练立位平衡功能及躯干肌的抗重力调节功能（图 12-37b）。

3. 立位稳定的患儿可站软床或沙发垫，用改变立位基底的稳定性，来训练平衡和保持直立姿势的能力。

4. 立位稳定的患儿可练踢球，来训练重心移动，促进立位平衡的建立（图 12-37c）。

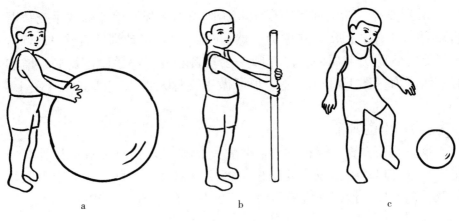

图 12-37　立位训练

（四）行走训练

1. 重心调节训练　患儿站稳后，令双上肢向前方平举与治疗师对掌，治疗师向患儿双手慢慢施加压力，以促进患儿躯干肌肉的控制能力。进一步可令患儿双足前后交替站立。也可在患儿胸部前后，左右交替轻拍，来提高躯干肌肉的调节能力，或令患儿弯腰拾物及摘取物品等改变重心高度来锻炼平衡功能（图 12-38a）。

2. 行走训练　患儿双手扶治疗师双肩，治疗师双手控制患儿双髋，引导患儿躯干和骨盆向前移动。会走的患儿，可在地面上画正常步行的脚印，来训练步距及步态。治疗师双手扶患儿双肩，调节走路的姿

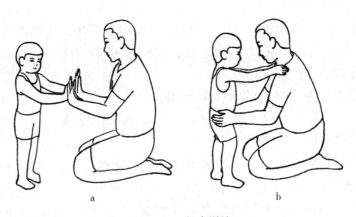

图 12-38　行走训练

势及节律，提高协调性。也可用节拍器或口令（1-2-1），来训练行走速度及节律（图 12-38b）。

第七节　肌张力低下型和混合型的训练

一、肌张力低下型的训练

肌张力低下型多见于婴幼儿，随着年龄的增加而转为共济失调型、不随意运动型或痉挛型。训练以促通手法为主，具体可利用三角垫、圆滚及 Bobath 球，进行头立直，体重负荷及四肢支撑能力训练，促进小儿的正常发育。可参考共济失调型。

二、混合型脑瘫的训练

可根据患儿具体表现，参考各型的训练手法。重点促进对称发育，无论何种体位，始终保持患儿头立直，两前臂放在前方，肩关节旋内（双手玩玩具）的姿势，以抑制上肢、躯干肌张力及间歇性收缩。保持双下肢外展、外旋位，训练躯干回旋及重心移动，站稳后再进行步态、步行训练。

上述是临床各型脑瘫常用的神经发育学（Bobath 法）训练手法，可根据患儿具体情况选择应用。在抑制异常姿势的基础上，根据患儿运动功能评价水平，按照婴幼儿运动发育规律，即抬头、翻身、坐、爬、站、走等顺序，进行促通训练。

第十三章 脑瘫患儿各运动发育阶段的训练要点

小儿运动发育有其规律性。大致为 2~3 个月抬头，3~6 个月翻身，6~8 个月会坐，7~8 个月会爬，9~11 个月会站，11~15 个月会走。脑瘫儿因脑损伤导致运动发育明显落后。所以在抑制异常姿势的同时，必须按照运动发育的规律，一步步地进行促通，最终达到预期的目标。

第一节 头不稳定的训练要点

一、头不稳定的定义

头不稳定是指生后 3 个月以上，俯卧位不能抬头，立位头左、右倾斜或前屈、背屈等，为颈肌无力所导致。

头稳定的前提是：拥抱反射消失，脊柱可对称伸展、体轴回旋，上肢可支撑，卧位和坐位平衡反射及体位转换能力出现。头稳定是一切运动的基础，所以无论哪种类型脑瘫，都必须首先训练头的稳定。

二、头不稳定的训练

（一）抑制头背屈

1. "抱球姿势"训练（图 12-25，156 页）

2. 三角垫上训练 患儿取仰卧位，治疗师面对面用手指托住患儿后头部，使头颈保持正中位，做被动向前屈颈运动。同时用语言诱导患儿主动屈颈，逐渐减少双手的扶持力量，最后达到自主屈颈的目的（图 12-33）。

3. 抑制头背屈抱位 治疗师坐位或立位，将患儿背对治疗师抱在怀中。一手将患儿两上肢固定于胸前，一手固定胸腹及下肢保持对称姿势。用胸腹部控制头背屈，调整头正中位立直（图 13-1）。

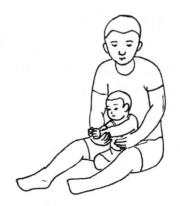

图 13-1　抑制头背屈抱位

（二）促进脊柱伸展

1. Bobath 球或圆滚训练　令患儿背卧于 Bobath 球上或圆滚上，治疗师握住患儿双下肢慢慢前后移动，诱发患儿屈颈和脊柱伸展（图 13-2a）。

2. 坐位训练　令患儿骑坐在圆滚上，治疗师位于其后，双手握住患儿肘关节，使上肢外展、外旋并上举位，可促进脊柱伸展和同时调节头立直（图 13-2b）。

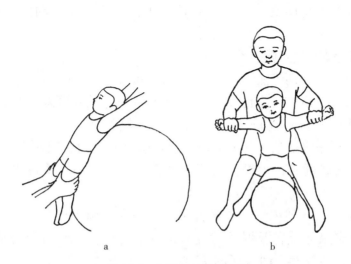

a   b

图 13-2　促进脊柱伸展训练

（三）促进体轴回旋

1. 侧卧位体轴回旋训练　患儿取侧卧位，治疗师在其身后，一手扶肩，一手扶髋，做前后反向推拉运动，可促进脊柱回旋（图 13-3a）。

2. 坐位体轴回旋训练　患儿取坐位，治疗师在其身后，用双手推、拉患儿双肩，使躯干向一侧回旋（图 13-3b）。

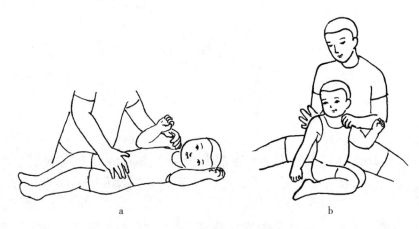

图 13-3　促进体轴回旋训练

3. 抓物主动回旋　患儿仰卧位或坐位，令患儿主动向一侧抓物，促进脊柱回旋。

（四）促进肘支撑、抬头训练

1. Bobath 球训练法　令患儿俯卧于 Bobath 球上，肩关节与肘关节呈 90°屈曲，两肘与肩同宽，支撑上半身体重。治疗师双手握住患儿上臂，慢慢上下左右活动，来诱发患儿抬头及肘支撑（图 13-4a）。

2. 楔形垫训练法　患儿俯卧于楔形垫上，使两肘或两手支撑床面，可在面前放些玩具，用语言引逗患儿抬头。治疗师可扶持患儿双上臂或肘部，保持正确支撑姿势（图 13-4b）。

3. 母子对面训练法　母亲仰卧位，令患儿俯卧于母亲胸腹部，母亲双手固定患儿上臂及肘关节处，保持肘支撑位，然后用表情、语言逗引患儿抬头及发音训练（图 13-4c）。

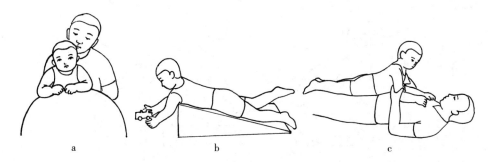

图 13-4　促进肘支撑、抬头训练

（五）促进头部活动及抗重力立直

1. 追视玩具法　令患儿仰卧位，用吊环等玩具在患儿视线的上方做前、后，左、右慢慢移动，促进患儿头颈主动回旋。

2. 抗重力立直模式　令患儿仰卧位，治疗师双手拇指伸入患儿手掌中，其余四指把握腕部，将患儿慢慢拉至与床 45°~90°，促使头颈前屈，头立直。也可坐位，令患儿前、后，左、右倾斜，诱发头立直（图 13-5）。

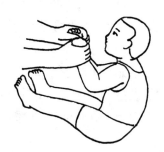

图 13-5　抗重力头立直训练

（六）平衡反射促通训练

1. 倾斜板法　令患儿俯卧于平衡板上，左、右慢慢倾斜，可促进卧位平衡及头立直反应出现（图 13-6a）。

2. 坐位、立位平衡反应促通　治疗师双手扶持患儿坐位或立位，

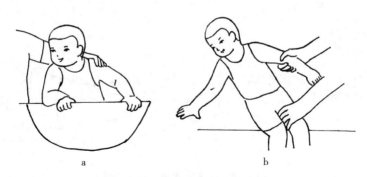

图 13-6 平衡反射促通训练

前、后，左、右慢慢倾斜，也可诱发头立直反应（图 13-6b）。

第二节 不会翻身的训练要点

一、不会翻身的定义

不会翻身是指小儿在原始反射的支配下，只能翻身到侧卧位或完全不能翻身。翻身是一种反射性的移动运动，是在种系和个体发生过程中形成的。正常儿生后 3~6 个月便可从仰卧位翻身呈俯卧位，也可从俯卧位翻身到仰卧位。

脑瘫儿由于脑损伤，原始反射残存（ATNR、TLR），立直、平衡反射出现延迟，而不能完成翻身动作。另外，膝关节的支撑能力，躯干的自由回旋，髋、膝关节的自由屈伸等也都是翻身的必备条件。

二、不会翻身的训练

（一）抑制原始反射

1. 抑制非对称姿势（ATNR）。

（1）R-U$_1$ 手技（图 8-10，112 页）。

（2）"抱球姿势"训练（图 12-25，156 页）。

2. 抑制 TLR 姿势 令患儿仰卧于 Bobath 球或圆滚上，使头、颈、脊柱及四肢充分伸展，可抑制脊柱后弯和 TLR 等异常姿势（图 13-2）。

也可令患儿俯卧在治疗师坐位分开的两腿上，按揉患儿腰骶部，使髋关节和双下肢慢慢伸展（图 13-7）。

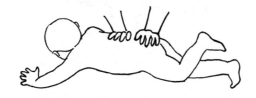

图 13-7　抑制 TLR 姿势训练

（二）促进手、口、足协调

令患儿仰卧位，治疗师将患儿双下肢屈曲，臀部抬高，使躯干尽量屈曲，让患儿双手抓握双足到嘴边，尽量减少脊柱下段接触床的面积，左右慢慢滚动，并保持平衡（图 13-8）。

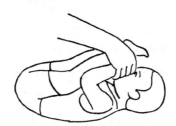

图 13-8　手、口、足协调训练

（三）促进躯干回旋训练（图 13-3）

（四）被动翻身训练

令患儿仰卧位，双手伸展或上举，治疗师双手握住患儿双侧小腿，屈曲一侧下肢慢慢向对侧交叉旋转，使其变成侧卧位，此时可轻按臀部，促进患儿抬头反应，争取主动翻到俯卧位。同样方法操作对侧，反复进行，可促进翻身（图 13-9）。也可牵拉双上肢向一侧翻身。

（五）单臂支撑训练（图 12-4，141 页）

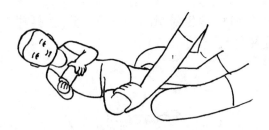

图 13-9　被动翻身训练

第三节　不会爬的训练要点

一、不会爬的定义

不会爬是指 7~8 个月以后还不会腹爬和四爬，或者两下肢不会做交互运动的爬行。爬行包括腹爬、四爬和高爬。

爬行是人最基本的移动运动。立直反射和平衡反射的进一步完善，两手支撑、胸离床、脊柱进一步伸展以及重心的后移都是腹爬的前提。而四爬位和四肢交互运动以及侧卧位单肘支撑的完成是四爬运动开始的标志。正常儿可以在个体发育过程中，将反射性的移动运动，发育为协调的前进运动。而脑瘫儿这种综合能力出现障碍，所以必须进行促通训练。

二、不会爬的训练

（一）两手支撑训练

令患儿俯卧位，肩关节 90° 屈曲，双肘伸直与肩等宽，双手掌着床。治疗师可协助扶持，保持对称姿势，并叩击双肩以增强支撑力（图 13-10）。

（二）四爬位训练

患儿俯卧位，双下肢屈曲于腹下。治疗师双手扶臀部，使患儿双膝持重，

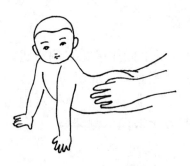

图 13-10　两手支撑训练

双上肢支撑，形成四爬位。治疗师双手按压臀部，前、后慢慢移动。可促进四爬位及脊柱、骨盆分离（图 13-11）。

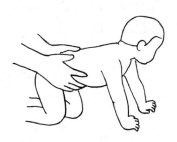

图 13-11　四爬位训练

（三）立直和平衡反应促通训练（图 12-30，159 页）

（四）侧卧位单肘支撑训练

令患儿侧卧位，以下侧臀部及下侧上肢肘关节两点支撑体重，形成下侧下肢伸展的侧坐位。此时上侧上肢可自由活动。此训练方法可促进翻身向四爬位的体位转移（图 13-12）。

（五）姿势变化调节训练

1. 四爬位完成后，可进行三点支撑（抬举一侧上肢），二点支撑（再抬起对侧下肢）训练。可促进重心移动，为四爬做准备。

2. 从侧坐位到四爬位再到侧坐位，反复训练，可促进体轴回旋和体位转移（图 13-13）。

3. 从俯卧位到四爬位的转移训练。

（六）下肢交互运动的促通

1. R-K$_2$　选用颜面侧下肢股骨内侧髁和后头侧下肢跟骨进行刺激

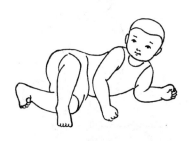

图 13-12　侧卧位单肘支撑训练

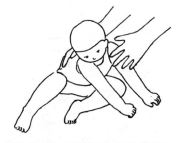

图 13-13　四爬位姿势转换训练

（图 8-6h，109 页）。

2. 促通全身伸展模式　抑制髋关节屈曲（图 12-15，148 页）。

3. 关键部位训练　俯卧位头向一侧回旋和肩胛带外旋上举均可诱发双下肢屈伸运动，为四爬做准备。

第四节　不会坐的训练要点

一、不会坐的定义

不会坐是指坐位发育停留在扶腰坐以前的阶段或出现异常姿势，如跪坐、坐位后倾或硬直伸腿坐等。

正常儿在出生后 5~6 个月便可以拱背坐，7~8 个月便可以直腰坐。坐位实现的前提是：上肢的支撑能力和躯干的回旋以及坐位平衡反射的出现。一般四爬位完成后，不久就会出现坐位功能。

二、不会坐的训练

1. 手支撑和四爬位训练。

2. 四爬位向坐位转移训练。

3. 坐位平衡反应促通（图 13-14）。

4. 正确坐姿训练　直腰盘腿坐，双手扶膝是正常的坐姿。对脑瘫儿要随时纠正不正确的坐姿（图 13-15）。

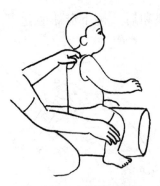

图 13-14　坐位平衡训练

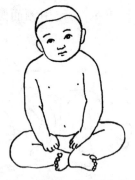

图 13-15　正确坐姿训练

第五节　不会站的训练要点

一、不会站的定义

不会站是指下肢不能持重，身体不能在垂直位上站起及独自站立，或出现尖足、交叉、膝反张等异常站立姿势。

正常儿生后 11~15 个月就能独立站立，但必须具备以下条件：下肢支撑能力和对头、躯干、下肢的调节能力，即静态立位平衡反射的建立，这一功能是由小脑完成的。

二、不会站的训练

1. 四爬位训练（图 13-11）。

2. 立位平衡反应促通　令患儿立位，治疗师双手扶持骨盆带，保持正确站姿。前后、左右进行重心移动训练（图 13-16）。

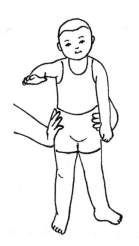

图 13-16　立位平衡反应促通

3. 跪位平衡反射促通　治疗师双手扶持患儿骨盆带，保持正确跪位姿势，然后突然松手，再扶持、再松手，反复进行。诱发患儿自主调节能力出现（图 13-17）。

4. 促通正确站立　令患儿扶物站立。治疗师位于身后，调节患儿站姿，两足与肩等宽，身体立直，重心通过躯干、骨盆到足跟，全足踏地，抑制膝过屈或过伸，保持正确站姿。也可利用立位促通板训练（图 13-18）。

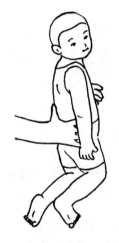

图 13-17　跪位平衡反应促通

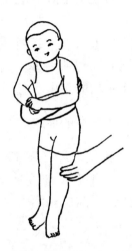

图 13-18　促通正确站立

第六节　不会走的训练要点

一、不会走的定义

是指双下肢不能正常交替迈步或出现异常步态。

正常儿生后 11～15 个月便可以独走。爬行是走的基础，独站是前提。独走必须具备以下条件：双下肢持重能力，立位平衡反应建立和双下肢交互伸展能力。四爬功能良好的患儿，独走是必然的。

二、不会走的训练

1. 四爬及站的训练。

2. 立位平衡反应促通。

3. 异常步态的矫正 交叉步态可用外展步行板训练或划脚印训练步幅等，但重要是应在步行之前，纠正尖足、正确站姿、立位重心转移以及不要过早练走等，都是防止异常步态的有效方法。

家庭疗育 第四篇

第十四章 脑瘫的家庭疗育

第一节 家庭疗育的意义和要求

一、家庭疗育的意义

脑瘫的康复是一项长期工程。每个患儿因病因、病理损害不同，所以临床表现及合并症也都不一样。即便是同一患儿，随着年龄的增长，病情也在变化。最了解病情的是患儿家长，在整个康复过程中，家长是一个最重要的角色。没有家庭参与，是不可能获得理想效果的。所以让家长了解，掌握必要的脑瘫康复知识，教会训练、教育和护理的方法是非常重要的。

二、家庭疗育的要求

1. 调整好心态　每位家长当发现孩子异常，怀着不安的心情去医院看病时，首先医生要注意语言艺术，既要让家长接受现实，又要给家长充满信心和希望。根据全面评价的结果，为孩子制定一个近期康复目标及远期康复目标。让家长充满信心，认真地配合训练。父母的情绪直接影响孩子的心理发育，父母的微笑和爱抚会让孩子有一种安全感和信心；父母的失望和沮丧，则会让孩子感到不安和冷落，而表现出疑虑和孤独，失去学习和生活的乐观。

2. 坚持就是胜利　家长一定要有耐心，在康复医师指导下，因人、因地、因时制定出一套科学的疗育方案，认真地坚持下去，千万不能"三天打鱼两天晒网"，并要经常和康复医师联系，随时接受指导。

3. 学习必要的康复知识　家长一定要掌握康复训练的基本原则和机动灵活的训练方法。因为孩子在不断成长，运动功能也在不断变化，所以训练手法不是一成不变的。最好是定期去康复中心进行评价和接受指导，调整训练手法，才能收到更理想的效果。

4. 任何训练必须患儿配合才有效　训练时要想方设法调动患儿积极性，让患儿注意力集中，才有效果。无论哪种训练，孩子一旦出现厌倦，便应马上停止，绝对不能训斥、责骂，更不能殴打。

5. 训练中要遵循示范-等待-鼓励-等待-再示范的原则　训练中让孩子有足够的时间反应。当完成一件事情，做好一个动作时，要立即给予鼓励，让孩子有一种成就感。

6. 康复训练生活化　可以说脑瘫儿一天 24 小时都在训练，如：睡的姿势、睁开眼睛的微笑、咳嗽、洗脸、穿衣、吃饭、玩耍以及翻身、爬、坐、站立、行走等，随时随时地找机会，根据自己孩子的问题，进行灵活机动的训练。训练就是游戏，就是玩耍。把训练目标贯穿到整个日常生活中，这样才能使孩子的异常尽早控制，功能尽快改善。

第二节　运动障碍的家庭疗育

一、基本原则

1. 抑制异常的姿势和运动模式。

2. 遵循小儿正常发育规律，促进身心全面发展（运动、智能、语言、心理等）。

二、具体方法

（一）缓解肌紧张

脑瘫患儿由于运动障碍，大都存在全身肌肉紧张僵硬的状态，所以训练前必须缓解一下肌紧张，才能更好地进行训练。

1. 全身肌紧张患儿应采取侧卧位，训练者一手按肩，一手扶髋，向相反方向扭动脊柱，直到患儿放松为止。注意手法要轻柔。

2. 上肢僵硬者可从肩关节开始，依次肘关节、腕关节的顺序；下肢僵硬可从髋关节开始，依次膝关节、足关节的顺序，做屈曲、伸展训练。缓解肌紧张后，有助于下一步功能训练，还可预防关节僵硬挛缩。

（二）头稳定训练

头的控制能力是小儿运动发育的基础。不能抬头的孩子，翻身，坐、爬等全都不可能实现。所以要首先训练头的稳定。

1. 仰卧位转头、抬头训练

（1）可经常用玩具逗引患儿转头。

（2）握住患儿双手或肩臂部慢慢拉起到半坐位，诱发患儿慢慢抬头，促进头立直。

2. 俯卧位抬头训练　患儿俯卧于楔形垫上或训练者腿上，用玩具或声音逗引患儿抬头，也可协助患儿双肘支撑，逗引抬头。

3. 坐位头稳定训练　患儿取坐位，训练者位于其身后，双手扶持患儿肘关节，使其上肢伸直，前臂外旋、双手合拢。训练者可用胸部调整患儿脊柱伸展，头正中位置。

（三）肘支撑、手支撑训练

手支撑能力是患儿坐、爬的基础。

1. 肘支撑训练　令患儿俯卧位，双上肢屈曲于胸前，手指伸展。训练者可帮助调整，使上臂与床面垂直，肘关节90°屈曲，并保持两肩对称。可叩击双肩，增加双肘和上臂的支撑力。

2. 手支撑训练　双肘独立支撑后，可训练双手支撑。双手指伸开，稍外旋，肘伸直，与床面垂直。并逐渐令其抬起一上肢呈单手支撑。也可用圆滚、楔形垫训练。Bobath 球训练时，令患儿俯卧于球上，训练者按住患儿臀部向前滚动，诱发出进一步抬头和双臂向前伸展欲支地的反应（降落伞反应）。

（四）翻身训练

翻身时须首先抬头，然后肘支撑和身体扭转，下肢屈曲向对侧移动，才能完成翻身动作。

1. 侧转身训练　首先让患儿侧卧位，患臂前伸与躯干成90°，肘、手伸展，注意避免患肩后缩受压。也可握住患儿双臂过头左右交叉向两侧转动，或握住双膝将两腿交叉带动身体侧转。两侧可用玩具逗引患儿翻身。

2. 翻身训练　由训练者帮助患儿转头移动上臂完成翻身动作，逐渐减少帮助至独立完成翻身为止。偏瘫患儿可令其用健手握住患手，使其肘伸直并高举过头，向一侧翻身，然后再向另一侧翻身。

（五）坐的训练

头稳定后即可进行坐位训练，将患儿先用软物或安全带固定，短时间坐位训练。

1. 扶坐训练　患儿取仰卧位，双下肢外展分开，训练者坐患儿双腿中间，使双腿轻压在患儿外展、伸展的双膝上。然后双手握住患儿前臂（外旋位）或拇指伸入手掌中，其余四指握腕、牵拉，使患儿头、躯干前屈，直腰到半坐位，同时可牵拉躯干左右、前后活动腰部，始终控制头在正中位。

2. 脊柱扭转和屈伸训练　训练者坐在患儿背后，双下肢置于患儿双膝关节上，控制双下肢外展并伸直。用胸部抵住患儿背部，双手可控制患儿上肢向前方伸直、对掌，并带动患儿脊柱扭转和屈伸训练。

3. 独坐训练　当患儿达到拱背坐时，可前面放些玩具或坐在椅子上训练独坐。也可用平衡板或坐在训练者腿上，慢慢前后、左右活动身体，诱发平衡反应出现。

4. 坐位转换训练　患儿仰卧位，训练者握住患儿双手慢慢拉起到坐位（尽量保持抬头正中位），教患儿用一手掌侧方支撑，然后从坐位再转换到仰卧位，反复训练。

（六）爬的训练

爬行是走路的基础。

1. 腹爬训练　当患儿头能抬起，进行俯卧位肘支撑训练时，可将玩具放在患儿前面，训练者将患儿双下肢屈膝，并双手抵患儿足底，令其蹬足前进去抓玩具。

2. 四爬训练　首先进行四爬位的训练，令患儿手膝位，即双手支撑，肘伸直，双下肢屈曲，膝支撑。训练者双手扶患儿髋部前后左右摇晃躯干。四爬位稳定后，可抬起一上肢呈三点支撑，逐渐再抬起对侧下肢呈二点支撑训练。四爬时由训练者协助向前移动，即先将右手向前伸出放下，然后握住双踝部向前移动左下肢，接着左手向前伸出放下后，再移动右下肢，协助爬行训练，逐渐减少协助，直至独立完成爬行移动。

（七）跪立位训练

跪是站的基础。

1. 双膝立位训练　令患儿双手扶物跪立位。家长随时调节姿势保持髋关节伸展、膝关节屈曲90°，双膝并拢。姿势稳定后进行重心左右移动训练。

2. 单膝立位　双膝立位完成后，一下肢抬起屈膝，足底着地，两下肢交替训练，或跪行训练。

（八）立位训练

站是行走的基础

1. 扶站训练　患儿双手扶物，训练者在其后方，双脚控制患儿双足外旋，足跟着地。双手扶在两侧骨盆处，控制躯干保持直立，进行左右重心移动，站稳后双手可玩玩具。肌肉松软无力患儿，可由训练者扶站，固定双足，一手扶胸，一手扶膝站立。站立训练也可用双杠或站立架训练。

2. 小幅度跨步训练　双腿站稳后可进行重心左右移动及单腿站训练，然后两腿一前一后移动重心，逐渐小幅度跨步或平移足部。

（九）行走训练

1. 扶持走　患儿站稳后可扶平行杠、床边、家具或学步车内慢慢练习迈步，也可由训练者握住患儿腋下或牵双手走。

2. 独立走　注意纠正异常姿势。上下楼梯时，偏瘫患儿先上患肢，下楼时先下健肢。

3. 异常姿势的纠正

（1）仰卧位双下肢交互运动训练：先被动屈伸双下肢，然后一下肢屈，另一下肢伸交替训练，逐渐达到主动交互屈伸。

（2）立位双下肢稍外旋，足跟着地（注意抑制足外翻），屈髋屈膝姿势，练习膝关节屈伸活动。

（3）坐位双足踩带轮平板，前后滑动或坐床边摆动双腿训练。

（4）股四头肌肌力弱者，可跨越障碍物或上下楼梯训练。手足徐动型和共济失调型可等距画线或脚印，限制步态。

（5）双手摆动训练：站稳后，前后摆动双手臂，然后原地踏步，双手臂前后摆动，逐渐左右上肢前后交互摆动。

（十）上肢功能训练

1. 肩关节　患儿仰卧或坐位，训练者一手按肩部，一手拉患儿手做小幅度地抖动，然后以肩峰为轴大幅度旋转，以增加肩关节活动范围。

2. 肘关节　训练者一手抓住患儿肘部固定肘关节，另一手食指抵住患儿拇指，其余食指握住患儿其余手指，做伸腕、前臂外旋位姿势，同时做肘关节屈伸训练。

3. 腕关节　自动或被动令患儿腕关节做背伸、掌屈动作。

4. 手功能训练

（1）长期握拳不能伸手的患儿，训练者可一手按住患儿内关、外关穴，另一手按揉手背，使其手指张开，继续抚摸使其放松，然后做抓、放玩具训练。

（2）拇指内收的患儿，训练者先轻揉大鱼际肌，将患儿拇指向外拉，同时另一手握住患儿手背做背伸和拇指外展训练。

第三节　语言障碍的家庭疗育

家庭是患儿长久居住的地方，父母和患儿接触时间最长，可以随时随地进行语言障碍矫正。当发现孩子出生后哺乳、咀嚼和吞咽困难时，就要及时采取措施，不要等待。如果8个月还不会发爸、妈音，1岁不会模仿发音时，首先要检查听力，排出因听力障碍导致的语言发育障碍，以便在语言治疗师的指导下，进行语言训练。

一、语言发育迟缓

脑瘫儿大多伴有智力障碍、语言发育迟缓，对这样的孩子可以在开发智力的同时按着语言发育的规律进行语言训练（参考第十一章）。

二、构音障碍

（一）概念

脑瘫的构音障碍多为运动性构音障碍。是由于脑损伤造成的语言运动器官（吞、咽、口唇、下颌等）肌肉的痉挛和运动不协调造成的，表现为构音障碍，吐字不清。

（二）构音障碍的训练方法

1. 抑制原始反射，保持正常姿势。

2. 发声训练　3 个月以后就可逗他发声。

3. 呼吸训练　吹羽毛、吹风车、吹喇叭、吹哨子、吹口琴等。

4. 舌的训练　利用棒棒糖等令患儿用舌尖向不同方向舔着吃，或用小饼干放舌面上卷着吃，练习舌的伸缩。增强颜面肌肉和舌肌的运转能力。智力正常的孩子可做舌操。

5. 吸吮训练　先用粗短吸管练习吸吮饮料，逐渐过渡用长细吸管，舌会被牵引到口腔后部，增加舌肌的协调运动。

6. 咀嚼训练　可用幼儿饼干、虾条等锻炼孩子咀嚼能力。

7. 发音训练　先发单音，逐渐过渡到复音、单字、句子等。

第四节　日常生活动作的家庭疗育

一、睡姿

脑瘫儿睡眠时常取异常姿势，长期下去不仅影响孩子的正常发育，还会造成脊柱、肢体变形。

1. 痉挛型　以侧卧位睡姿最好。屈肌痉挛严重的患儿，应取俯卧位，胸前放一低枕，使其双臂向前伸。

2. 手足徐动型　可用一柔软的长巾两端缝合成环形、然后摆成 8 字形，从头部套下，上 8 字用在肩背部，下 8 字固定腰部或臀部（视骨盆倾斜度而定），胸骨处交叉以保持上肢稳定。

3. 四肢伸展为主的幼儿可在吊床上采取仰卧位睡姿或睡在四周垫高的凹窝中。

二、抱法

1. 痉挛型 让患儿双臂伸直，搂住家长颈部，髋关节、膝关节弯曲，双腿分开放在家长的腰部两侧，可抑制上肢屈肌紧张及双下肢交叉，硬直。

2. 手足徐动型 家长一手握住患儿双手合在一起，一手使患儿双腿靠拢，屈髋屈膝，背对家长抱在胸前。并用胸部调节头立直，防止背伸。

3. 弛缓型 训练者一手从患儿腋下穿过手扶胸部，另一手托患儿臂部，胸靠患儿背部，调节头的立直。

三、进食

1. 抱坐喂食 家长取坐位，患儿屈髋屈膝坐在其大腿上，膝关节略高于髋关节，双足底支撑地面。患儿头稍低位，家长一侧上肢环抱患儿颈部，用拇指扶下颌角，示、中二指置于口唇上下，协助进食后闭口。另一手喂餐（图14-1）。

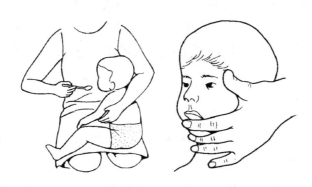

图14-1 抱坐喂食

2. 面对面进食 将患儿围坐在成直角的地方或坐椅子上，前面可放一桌子，家长协助进餐（图14-2）。

3. 对全身肌张力高呈屈曲状态者，可采取俯卧于一倾斜的床板上喂食。

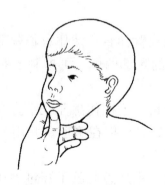

图 14-2 面对面喂食

4. 自助餐具 能自己进食的孩子，可根据手的功能，设计各种自助餐具，防滑垫、盘档、弯头匙、勺叉、D 形杯、水平汤匙，以及万能袖带等。

四、穿脱衣服

衣服要穿脱方便，宽松、易系扣。先培养患儿认识衣服的名字、部位、颜色等。患儿最好取坐位或趴在母亲腿上，先手把手边穿边解说，一步步进行。原则上先穿患侧，后穿健侧，脱时先脱健侧，后脱患侧。

五、尿便

首先培养排便习惯，根据饮水及进餐的情况，定时让患儿解小便和大便。小婴儿可用手把住大腿分开放在膝盖上。较大患儿可选择合适的坐便桶置于安全地方。找出规律，养成习惯，逐渐形成条件反射。

第十五章　脑瘫现代康复器械及应用

第一节　常用的脑瘫康复器具

康复器械在脑瘫现代康复中起着重要的辅助作用，康复医师根据对患儿的全面评价，找出导致患儿运动障碍的主要问题点，并制定康复计划，然后由治疗师运用科学的手法，借助相应的康复器械，进行一对一的训练。所以只要评价准确，合理应用康复器械，手法得当，均会收到满意的效果。常用的康复器械介绍如下：

一、训练垫子、训练台

1. 训练垫子　是脑瘫康复训练中利用率最高、必不可少的训练器械。

（1）规格　大小可根据空间而定，要求质地稍硬，柔软度适宜，可搬动，易清洁最好。目前多采用市售的无毒、可镶嵌的厚泡沫彩垫。既经济又实用，也可在家庭中铺地，供患儿活动和训练。

（2）临床应用　所有的训练均在此垫上进行。如：翻身、爬行、坐、站、行走等。

2. 训练台

（1）规格：临床常用的按摩床即可。

（2）临床应用：多用于传统按摩及一些患儿取卧位，治疗师立位操作方便的手法。

二、大球（Bobath 球）

1. 规格　型号大小不同（直径在 65~95cm）。要求质软有弹性。多用于痉挛型脑瘫。

2. 临床应用　仰卧于球上，可矫正脊柱后弯及髋关节屈曲，促进肩及髋关节伸展（图 15-1a）；俯卧于球上，可训练时支撑，诱发抬头及上肢保护性伸展反射建立（图 15-1b）；坐于球上，可促进腹肌收缩和坐位平衡反射出现（图 15-1c）；靠球站立，可促进正确立位及立位平衡反射建立（图 15-1d）。

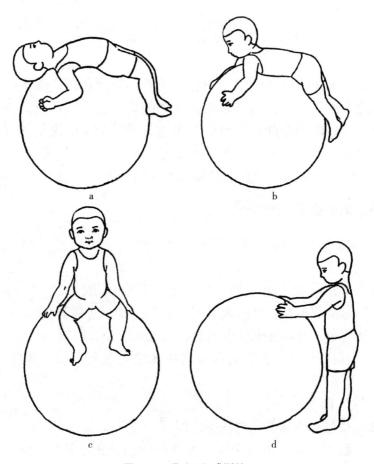

图 15-1　Bobath 球训练

三、圆滚

1. 规格　是由一组内硬、外软的圆柱体组成，长 1~2 m，直径

10~20 cm。低矮、稳定，为一安全的训练器械。

2. 临床应用　仰卧于圆滚上，可促进脊柱和髋关节伸展（图 15-2a）；俯卧于圆滚上，双手支撑，可做抬头和手支撑训练，促进全身伸展。患儿取侧坐位单肘或手支撑，可矫正脊柱侧弯。双手、双膝支撑，可做四爬位训练（图 15-2b）；坐于圆滚上，可训练坐位平衡，令上肢外展、外旋，可促进脊柱伸展（图 15-2c）。

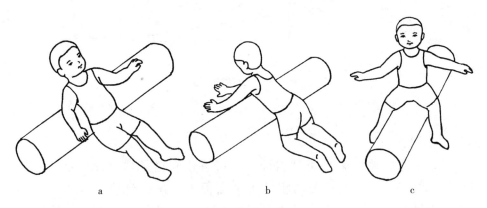

图 15-2　圆滚训练

四、三角垫

1. 规格　为一侧高 10~20cm 的长方形楔形板。有硬、软二种材质做成。软质可用硬体泡沫、硬质可用木板为材料，外面包以布或皮革即可。

2. 临床应用　站立在硬质的三角垫上，可矫正尖足（图 15-3a）；俯卧于软质的三角垫上，可促进手支撑，抬头及脊柱和髋关节伸展（图 15-3b）；立位训练：可将三角垫靠墙立起，患儿可站在垫子前方，进行立位平衡训练（图 15-3c）。

五、平衡板

1. 规格　可用 60cm×80cm 的木板，下面镶一半圆柱体（半径为

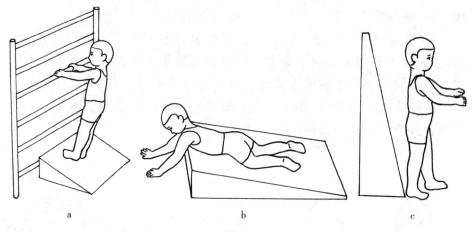

图 15-3　三角垫训练

15~25cm)。

2. 临床应用　俯卧位倾斜训练,可矫正脊柱侧弯,使持重侧脊柱伸展 (图 15-4a);坐位及四爬位于平衡板上,进行坐位及四爬位平衡训练 (图 15-4b);手扶肋木站于平衡板上,可进行立位平衡训练 (图 15-4c)。

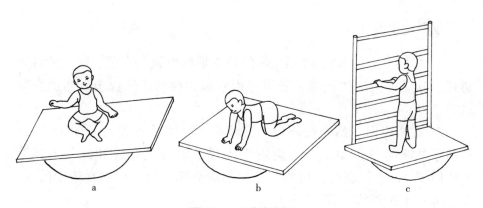

图 15-4　平衡板训练

六、小木箱

1. 规格　是由顶面边长为 25～30cm 的正方形、高度为 5cm、10cm、15cm、20cm、25cm 的木板做成的一组空木箱。

2. 临床应用　坐位向立位转移训练；上、下小木箱或一下肢站立，另一脚放在小木箱上，做立位重心转移训练（图 15-5a）；顺势排列可做简易的上下阶梯训练（图 15-5b）。

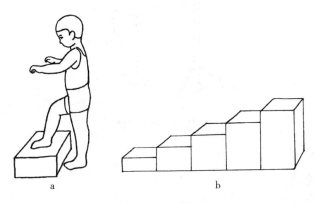

图 15-5　小木箱训练

七、立位促能板

1. 规格　将一十字架木板立于一楔形板的低侧，并在楔形板的中央立一分足板，便于患儿双足立于分足板两侧，身体固定于支架上保持正确立位。

2. 临床应用　主要用于立位促通训练，同时可矫正尖足及双下肢内旋、交叉等异常姿势，保持下肢、髋、膝关节的正确立位姿势。

八、肋木

1. 规格　肋木为一高为 250～350cm、宽为 90cm 带横木的立位器械，横木距离上宽（12.5cm）、下窄（10cm）。

2. 临床应用　主要用于立位训练：患儿站立于肋木前，双手扶肋木，可矫正立位姿势，增加下肢肌力并进行立位重心转移训练。也可进行双上肢屈伸训练，以增加上肢关节活动度（图 15-6）。

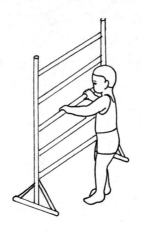

图 15-6 肋木训练

九、梯背椅

1. 规格 后背由肋木做成的木椅子，四腿应加固稳定性。

2. 临床应用 患儿可双手抓握椅子后背的肋木，做上肢伸展及立位促通训练（图 15-7）。

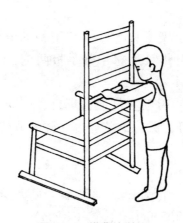

图 15-7 梯背椅训练

十、平行杠

1. 规格　多为可调式平行杠，高度为 40~100cm，杠距40~60cm。

2. 临床应用　平行杠内站立训练和立位平衡训练；平行杠内步行训练，有安全感（图15-8）。

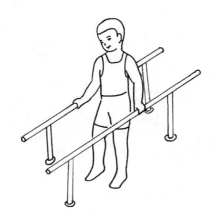

图 15-8　平行杠训练

十一、训练用阶梯

1. 规格　一般为踏板宽>30cm，挡板高为 10~20cm，两侧带扶手的直板或拐角式阶梯。

2. 临床应用　上、下阶梯训练，可增加躯干及下肢肌肉的力量，是最简单、安全又有效的方法。

十二、小木棒

1. 规格　是由一组长约 30~40cm，直径为 1.5cm、2.5cm、3.5cm、4.5cm 不等的木棒组成。

2. 临床应用　手的抓握训练，可促进手指屈伸，增加手的功能；双手握木棒，可促进身体姿势的对称发育和手的抓握功能；手足徐动患儿双手握木棒，可抑制不随意运动，站稳后可引导立位步行。

十三、平行梯子

1. 规格　为矫正患儿异常步态而制作的步行梯子，横木条为等距离交错的木条，也可为斜的方向，可矫正内旋步态。

2. 临床应用　用于矫正脑瘫患儿的异常步态，进行步幅训练及抬腿迈步训练（图15-9）。

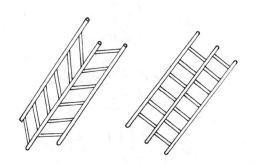

图15-9　平行梯子训练

十四、内、外翻矫正板

1. 规格　为长约300~400cm、宽约40cm，直角边高为10cm的二条三角形楔形板组成。

2. 临床应用　两板并列可组成外低内高或外高内低的形状，用来矫正足外翻或足内翻（图15-10）。

十五、外展步行板

1. 规格　为一宽40cm，长300~400cm的平板，中央立一高约30cm的立板。

2. 临床应用　可矫正双下肢内收的剪刀步态（图15-11）。

十六、砂袋

1. 规格　是一组不同重量（0.5~5kg）的小砂袋。

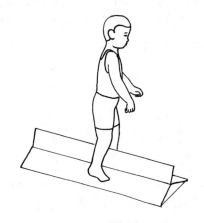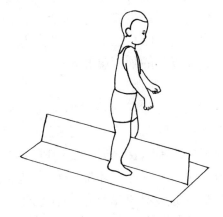

图 15-10 内、外翻矫正板训练　　　　图 15-11 外展步行板训练

2. 临床应用　手提砂袋可抑制肘 关节屈曲，增加上肢肌力；适当重量砂袋绑在上下肢上做负重训练，可增加其肌力。

十七、小球

1. 规格　大小不等的皮球。

2. 临床应用　手握小球可矫正拇指内收；双手抱球举起，可增加上肢肌力。

十八、姿势镜

1. 规格　一般为高 180cm，宽 90cm 的镜子，挂墙上固定或固定架上。

2. 临床应用　可对镜来调节、矫正身体姿势和步态，控制头、颈、躯干的不随意运动及进行平衡训练。

第二节　支具及其辅助器械

一、支具疗法

（一）概念

支具（也称矫形器具）疗法也是脑瘫康复过程中一个重要的组成部分。是根据生物力学的原理，为预防和矫正肢体和脊柱的变形、控制患儿的不随意运动及对张力低下肢体的支撑等而设计的器具，多用于二岁以后的脑瘫患儿。

（二）种类

根据患儿运动障碍的部位，可设计出不同类型的支具。如：髋关节支具、膝关节支具、小腿三头肌支具、上肢支具及头部、躯干支具等。具体制作要根据康复医师、康复治疗师（PT、OT）及支具制作技师共同研究设计，才能制作出适合患儿实际需要的有效支具。目前最普及的是热塑树脂材料制作的矫形鞋和鞋托，美观、轻便、适用。对双瘫患儿的尖足和膝反张有效。矫形鞋垫或钢丝弹簧加固鞋底，对纠正足内、外翻有效。

二、辅助器械

（一）坐位支持椅

为一特制的具有安全装置的坐椅，多用于手足徐动型患儿，以固定头及上肢的不稳定，并可安装上桌面供患儿作业活动用。

（二）轮椅

为一特制轮椅，适用于年龄较大、能自行操作者。为了控制手足徐动，可在轮椅上安装特别背心及头部支架，以矫正和保护头部及躯干。年龄小的儿童可使用婴儿车。

（三）爬行器

为一木板下面安装四个轮子，将患儿俯卧位，双下肢外展、外旋固定于平板上，双上肢支配移动，多用于痉挛型双瘫。

（四）坐位移动车

为一四轮木车，患儿骑坐在车上双足着地，可训练双下肢交替运动。

（五）步行移动器

为一辅助患儿步行的移动器材，可根据患儿具体情况自行设计制作或到康复器材厂定做。当患儿立位平衡建立后，可借助步行移动器练习步行。

参　考　文　献

1　五味重春. 脑性麻痹. 第二版. 东京：医齿药出版株式会社，1990：1-6，25-65，245-259.

2　王茂斌. 康复医学. 北京：人民卫生出版社，2002，23-46，238-246.

3　马场一雄，小林登. 脑性麻痹. 见：小儿科 MOOK. 东京：金原出版株式会社，1985，61-75.

4　家森百合子他. 脑性麻痹の早期诊断. 见：小儿科 MOOK. 东京：金原出版株式会社，1985，43-60.

5　儿玉和夫. Bobath 法上 Vojta 法の诸问题. 见：小儿科 MOOK. 東京金原出版株式会社，1985： 61-75.

6　孙世远. 脑性瘫痪的早期诊断与早期治疗. 哈尔滨：黑龙江科学技术出版社，1991.

7　龟山富太郎. 脑性麻痹の早期诊断. 见：小儿科 MOOK. 东京：金原出版株式会社，1985，116-129.

8　柴田真雄他. 脑性麻痹と言语障碍. 见：小儿科 MOOK. 东京：金原出版株式会社，1985，188-198.

9　缪鸿石. 康复医学理论与实践（上、下册）. 上海：上海科学技术出版社，2000.

10　田中美卿. 小児のことばの障碍. 东京：医齿药出版株式会社. 1991：114-137.

11　梶浦一郎. 脑性まひ児の家庭疗育. 第二版. 东京：医齿药出版株式会社. 1993： 25-28，49-71.

12　王刚，王彤. 临床作业疗法学. 北京：华夏出版社，2005： 8-13，196-142

13　孙世远，霍秀芝. 佳木斯地区农村残疾儿童调查及防治措施. 医学研究及实践，1996，4（4）：314-315.

14　周天健. 康复技术全书. 北京：北京技术出版社，1989.

15　丗诏澄子. ことば迟れとの治疗. 东京：大修馆书店株式会社，1990，34-66，72-98.

16　田中美娜. 小児のことばの障碍. 东京：医齿药出版社株式会社，1991：114-118.

17　霍秀芝. 利凡诺引产致脑性瘫痪 1 例报告. 现代康复，1997，1（1）：15-16.

18　金子芳洋. 食べる机能の障碍. 东京：医齿药出版株式会社，1991.

19　卜定芳. 新生儿神经病学. 北京：人民卫生出版社，1983.

20　李树春. 脑性麻痹. 郑州：河南科学技术出版社，2000.

21　滕井とし. 新生児医学からみた脑性麻痹の预防. 见：MOOK，1979，（7）：20-31.

22　高桥滋. 脑性麻痹のrisk factors. 小儿科杂志. 1987，（19）： 649-653.

23　佐竹孝之. Vojta 法. 脑性麻痹研究，1981，（20）：187-203.

24　李胜利. 言语治疗学. 北京：华夏出版社，2004.

25 梶浦一郎. 脳性麻痹の早期疗育とその效果. 整形外科, 1976, (27): 35-37.

26 家森百合子. 脳性麻痹の早期诊断. 小児科诊疗, 1979, (40): 35-37.

27 前川喜平. 脳性麻痹の早期诊断. 东京: 东京医学书院出版社, 1980, 601-608.

28 前川喜平. 乳幼児の神経と发达の诊かた. 东京: 东京新兴医学出版社. 1978. 111-120.

29 上田正. 脳性麻痹のリハビリテ_ション. 现代医学, 1995, 42 (3).

30. 盐之谷七嘉. 脳性麻痹児に对する上田法治疗について. 理学療法, 1994, 21 (8): 576-578.

31 上涤论滋. 脳性麻痹に对する早期诊断と早期治疗成绩. 小児整形外科学会杂志, 1990, (1): 123-125.

32 富雅男. 新生児及乳児期になける运动发达诊断と脳性运动障害の早期诊断、早期治疗. 小児科临床, 1977, 30 (5): 106-110.

33 児玉和夫. Vojta 法による诊断と治疗. 脳と发达, 1979, (3): 23-30.

34 孙世远, 霍秀芝. Vojta 姿势发射在小儿脑性瘫痪诊断中的价值. 中国实用儿科杂志, 1996, 11 (2).

35. 卢庆春. 脑性瘫痪的现代诊断与治疗. 北京: 华夏出版社, 2000. 1

36 霍秀芝. 305 例小儿脑瘫早期症状调查分析. 第七届全国小儿神经病学术会议. 1995. 昆明.

37 霍秀芝. 小儿脑瘫的智能发育 (附 415 例分析). 中国残疾人康复协会, 全国小儿脑性瘫痪第四届学术研讨会. 1996. 西安.

38 霍秀芝. 小儿脑瘫临床心理探讨. 全国小儿脑性瘫痪第二届座谈会. 1992. 佳木斯.

39 霍秀芝. 小儿脑瘫的母子操训练. 全国首届康复技术学术会. 1995. 连云港.

40 霍秀芝. 脑性瘫痪的早期治疗 (Vojta 诱导疗法疗效分析). 全国首届小儿脑瘫座谈会. 1988. 佳木斯.

41 霍秀芝. 小儿脑瘫的语言障碍. 全国小儿脑瘫现代康复技术培训班讲义 (1992~2002).

42 霍秀芝. 学习障碍. 佳木斯医学院学报. 1989, 12 (2).

43 霍秀芝. 资源中心在社区康复中的作用. 中国残疾人康复协会社区康复研究工作委员会第一届学术会议. 1994. 浙江, 舟山.

44 佳木斯地区小儿脑瘫的社区康复. 联合国儿基会项目内部资料. 1989.